RECHERCHES

SUR LA

RÉGION DE L'OMBILIC

ET LES

FISTULES HÉPATIQUES OMBILICALES

PAR

LE Dr H. DE LIGNEROLLES

ANCIEN INTERNE DES HÔPITAUX DE PARIS,
MÉDAILLE DE BRONZE DU GOUVERNEMENT (CHOLÉRA 1866),
MEMBRE DE LA SOCIÉTÉ ANATOMIQUE.

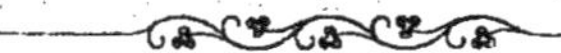

PARIS

LÉFRANÇOIS, LIBRAIRE-EDITEUR

RUE CASIMIR-DELAVIGNE, 9 ET 10, PLACE DE L'ODÉON

—

1869

QUELQUES RECHERCHES

SUR LA RÉGION DE L'OMBILIC

ET LES FISTULES HÉPATIQUES OMBILICALES.

Paris. A. PARENT, imprimeur de la Faculté de Médecine, rue M^r-le-Prince, 31.

RECHERCHES

SUR LA

RÉGION DE L'OMBILIC

ET LES

FISTULES HÉPATIQUES OMBILICALES

PAR

LE Dr H. DE LIGNEROLLES

ANCIEN INTERNE DES HÔPITAUX DE PARIS,
MÉDAILLE DE BRONZE DU GOUVERNEMENT (CHOLÉRA 1866),
MEMBRE DE LA SOCIÉTÉ ANATOMIQUE.

PARIS

LEFRANÇOIS, LIBRAIRE-ÉDITEUR

RUE CASIMIR-DELAVIGNE, 9 ET 10, PLACE DE L'ODÉON

1869

AVANT-PROPOS

L'histoire des fistules ombilicales est loin d'être complète, malgré les travaux qui ont paru sur ce sujet depuis une quinzaine d'années. En lisant les auteurs anciens, on rencontre bien çà et là dans les mémoires de Scarpa, dans les ouvrages de J. L. Petit et de Boyer, quelques faits relatifs à ces fistules ; mais nulle part on n'en trouve une description complète. En 1843, dans sa thèse inaugurale, le Dr Simon rassemblait tous les cas de fistules urinaires ombilicales ; en 1856, dans une autre thèse, soutenue par M. le Dr Cadet Gassicourt, on trouvait signalée une fistule hydatique à l'ombilic ; enfin, trois ans plus tard, M. le Dr Féréol présentait une excellente monographie sur les péritonites ouvertes à l'ombilic.

Si nous mentionnons encore un certain nombre d'observations éparses dans les divers recueils, et un mémoire de M. Bernutz sur les phlegmons des parois de l'abdomen, où l'auteur rapporte quelques cas de fistules ombilicales, ainsi qu'une description succincte que les auteurs classiques font de ces fistules, nous aurons donné une idée du peu d'importance qu'on a attribuée à leur étude. Réunir tous ces faits, les augmenter de ceux que j'avais pu recueillir dans les mémoires et journaux de France et de l'étranger, présenter les caractères cliniques de ces fistules ombilicales, les comparer entre elles, en tirer des indications pour leur diagnostic avec les autres affections de la région et pour le traitement de chacune d'elles, tel était le but que dans le principe je m'étais proposé. Mais bientôt, je m'aperçus combien ce cadre était vaste, et qu'il me faudrait pour le remplir plus de temps que je ne pouvais y consacrer et surtout plus d'expérience. Je me vis donc forcé de restreindre mon plan à l'étude des fistules hépatiques, consécutives à des calculs, à des abcès, ou à des hépatides du foie. Mon intention fut cependant d'insister davantage sur les fistules qui succèdent à des calculs biliaires, parce qu'elles me semblaient moins rares, que j'avais eu l'occasion d'en observer un cas, et parce qu'enfin les sept autres faits que j'avais pu recueillir, me permettraient d'en présenter l'histoire plus longuement que je ne pouvais le faire pour les deux autres variétés.

Si mes efforts ne répondent pas à mon désir, je serai heureux du moins d'avoir attiré, sur un point si délicat de diagnostic, l'attention du chirurgien et de l'avoir prémuni contre ces raretés pathologiques. Le moyen en effet d'arriver à un diagnostic difficile, c'est d'avoir présentes à l'esprit toutes les affections qui peuvent se rencontrer dans la région que l'on examine. Si Roux avait eu une seule fois l'occasion de rencontrer une tumeur hydatique à l'ombilic, eût-il jamais pris pour une hernie ombilicale étranglée une semblable tumeur siégeant à la partie supérieure du nombril? Et quant à nous, en présence d'une tumeur biliaire sous-ombilicale, nous n'aurions certainement pas été l'année dernière aussi embarrassé dans notre diagnostic, si nous avions déjà été témoin d'issue de calculs biliaires par l'ombilic.

Si j'ai fait précéder ces fistules d'une description de la région ombilicale, c'est qu'il est un point de l'histoire de cette région qui est encore l'objet de quelques controverses; je veux parler des phénomènes qui président à la chute du cordon. Deux théories divisent sur ce point les anatomistes de notre époque :

L'une, qui remonte à Haller, et qui a été complétée par Velpeau, rattachant la chute du cordon à un travail d'élimination comparable à celui de la gangrène.

L'autre, représentée par M. le professeur Richet, qui explique la séparation du cordon par la contractibilité d'un sphincter, situé à la partie postérieure de l'anneau fibreux ombilical.

Avant de choisir entre ces deux opinions, ayant toutes deux des représentants tels que M. Velpeau et M. Richet, j'ai dû faire une dissection minùtieuse de l'ombilic ; le système vasculaire de la région m'a surtout préoccupé, j'ai multiplié les injections sur des enfants de un à quinze et vingt jours ; j'ai varié la nature du liquide injecté, et, après avoir répété mes recherches, force a été de me rallier à la vieille théorie, que j'ai essayé de compléter par la description des vaisseaux, qui, à mon avis, sont les principaux agents de la chute du cordon. Certes, c'est avec un vif regret que pour cette seule fois, je me trouve en opposition avec l'un de mes meilleurs maîtres, M. le professeur Richet ; les marques de bienveillante sympathie qu'il m'a constamment données sont pour moi une garantie qu'il voudra bien excuser mes efforts, pour élucider ce point délicat de la région ombilicale.

RECHERCHES

SUR LA

RÉGION DE L'OMBILIC

ET LES

FISTULES HÉPATIQUES OMBILICALES

PREMIÈRE PARTIE

Anatomie de la région ombilicale.

Les parois qui circonscrivent la cavité abdominale ont été divisées par les anatomistes des temps les plus reculés en deux grandes zones : l'une antérieure, répondant à la région antéro-latérale , l'autre postérieure, qui a formé la région lombaire. Ces deux zones principales sont séparées de chaque côté par une ligne verticale, s'étendant de l'épine iliaque postérieure aux dernières côtes. Si, dans cette région antéro-latérale de l'abdomen, on mène deux lignes horizontales et parallèles : la première inférieure, réunissant deux crêtes iliaques; la seconde supérieure, passant au-dessous des dernières côtes de chaque côté, on obtient trois nouvelles zones à peu près égales et qui ont reçu les noms suivants : la zone supérieure s'est appelée épigastre (επι, γαστηρ); la moyenne, mésogastre (μεσος, γαστηρ); la troisième inférieure, hypogastre (υπο, γαστηρ). Enfin chacune de ces régions secondaires est devenue l'objet d'une nouvelle subdivision qui, consistant à élever deux autres lignes verticales et parallèles du milieu du pli de l'aine aux rebords costaux, convertit chaque zone précédente en trois autres régions. L'abdomen se trouve ainsi divisé en dix régions : une postérieure, c'est la région lombaire; neuf antérieurement situées et désignées sous les noms d'hypochondres (υπο, χονδρος) droit et gauche, d'épigastre, d'ombilic, de flancs droit et gauche, d'hypogastre et de régions iliaques. — Quelques auteurs faisant partir les lignes verticales des épines iliaques antéro-supérieures (*Dict. encyclopédique des sciences méd.*, et *Dict. de méd. et de chirurgie pratiques*); d'autres, et ce sont de beaucoup les plus nombreux, menant ces lignes de l'épine du pubis aux côtes (Richet, Velpeau, etc.....), il en résulte que les dimensions des régions de la partie moyenne sont agrandies par les unes, rétrécies par les autres. — Nous nous rattacherons à la division que nous avons donnée, celle du Dictionnaire en 30 volumes, parce qu'elle nous semble répartir plus également les diverses régions de l'abdomen.

Ces différentes divisions sont, il est vrai, complétement artificielles et leurs limites ne reposent sur aucune donnée anatomique; aussi Velpeau, dans la dernière partie de sa vie, les rejetait-il, comme se prêtant mal à l'anatomie chirurgicale. Nous les conserverons cependant, car elles servent à préciser les rapports que les organes abdominaux affectent avec les parois du ventre, et, comme le fait observer M. le professeur Richet, « elles sont indispensables à la précision du langage pathologique. » Située au centre de l'abdomen, la région ombilicale, limitée par l'intersection des quatre lignes fictives que nous avons indiquées, présente la forme d'un carré assez régulier. Contiguë en haut à l'épigastre, en bas à l'hypogastre, elle répond de chaque côté au flanc correspondant, à peu près au niveau du bord externe des muscles grands droits de l'abdomen. En prenant l'ombilic, ou la cicatrisation ombilicale comme centre, cette région s'étend sur tous les côtés à environ trois travers de doigt, chez un adulte de taille ordinaire. Cette étendue ne serait que de deux doigts pour les auteurs de l'ancien *Dictionnaire de médecine et de chirurgie pratiques.*—La région ombilicale, légèrement bombée, est fortement déprimée à son centre, qui est formé par la cicatrice dont nous venons de parler, ce qui nous permettra de lui considérer deux portions ; l'une que nous désignerons sous le nom de région ombilicale proprement dite, et dont nous ne ferons qu'une description succincte ; l'autre qui, à cause de son importance physiologique et de son développement, nous arrêtera plus longtemps.

ARTICLE I.

Région ombilicale proprement dite.

Par sa face externe, la région ombilicale présente une surface légèrement convexe ; elle est recouverte de quelques poils ; on y remarque deux ou trois plis transversaux peu accusés, ainsi qu'une ligne verticale dont la coloration plus ou moins brunâtre s'accentue souvent davantage pendant la grossesse.

Sa face interne répond directement au grand épiploon ; puis en haut au colon transverse, en bas aux circonvolutions de l'intestin grêle ; plus profondément, elle est en rapport avec l'aorte, la veine cave et les grosses ramifications de ces vaisseaux. Ces rapports expliquent pourquoi les hernies ombilicales sont si souvent des épiplocèles, et pourquoi aussi les fistules stercorales que l'on y remarque peuvent avoir pour point d'origine le colon, ou une anse d'intestin grêle. —Outre ces connexions, que normalement la région ombilicale affecte avec les organes de l'abdomen, souvent on voit d'autres viscères envahir cette région : ainsi, dans la grossesse, l'utérus dépasse l'hypogastre et l'ombilic ; la vessie remonte parfois jusqu'au nombril, et il n'est pas très-rare de constater la présence du foie à ce niveau.

Les différents plans qui, en se superposant, constituent les parois de la région sont : la peau, le fascia superficialis, les aponévroses, qui enveloppent les muscles droits et la ligne blanche, le fascia propria, ou tissu cellulaire sous-péritonéal, le péritoine; on trouve en outre les vaisseaux ombilicaux et l'ouraque, ou les cordons fibreux, qui leur succèdent. Un mot seulement pour rappeler la composition de la région, dont les détails sont décrits avec tout le soin désirable dans les principaux ouvrages d'anatomie chirurgicale.

La peau est fine et d'autant plus mince qu'on se rapproche de la cicatrice.

Le fascia superficialis qui la double contient, dans l'épaisseur de ces deux feuillets, du tissu qui, adipeux chez l'enfant, est le plus ordinairement celluleux chez l'adulte. Le fascia, par les adhérences qu'il présente au niveau de la ligne blanche, empêche pendant un certain temps aux phlegmons, qui se développent sur un des côtés de l'abdomen, de passer du côté opposé. — C'est un fait qui a été signalé par M. le professeur Richet.

Au-dessous de ce fascia, se trouve sur la ligne médiane la ligne blanche; sur les parties latérales, les muscles droits de l'abdomen et les feuillets aponévrotiques qui les recouvrent.

La ligne blanche est une épaisse couche de tissu aponévrotique, formé par la rencontre et la fusion de toutes les aponévroses des parois antéro-latérales de l'abdomen. Sa dénomination est donc fausse; car, loin d'être une simple ligne, elle offre, chez un adulte de constitution ordinaire, une largeur de plusieurs centimètres à la partie supérieure de la région, tandis que, sur les confins de l'hypogastre, elle ne présente plus que quelques millimètres. Cette largeur peut augmenter après des grossesses nombreuses, ou lorsque le ventre a été pendant longtemps distendu par un produit pathologique. Lorsque l'on a enlevé le fascia superficialis et que l'aponévrose de la ligne blanche est bien à découvert, on aperçoit très-nettement des orifices par lesquels le tissu du fascia propria fait saillie. Ces orifices, constitués uniquement par l'intersection des fibres aponévrotiques, qui concourent à former la ligne blanche, sont en général elliptiques, losangiques et plus ou moins grands selon la manière

dont s'est faite l'intersection fibreuse. Cette disposition n'échappa
ni à Winslow, ni surtout à Thompson : mais tous deux en exa-
gérèrent considérablement la valeur pathologique, quand ils
soutinrent que chacune de ces fibres, donnant insertion à des
faisceaux musculaires, devaient, par leur contraction, rétrécir
les ouvertures de la ligne blanche et devenir ainsi les principaux agents de l'étranglement herniaire. C'était là une erreur ;
car, en supposant que ces fibres donnent attache à des faisceaux
musculaires, ces sortes de tendons sont trop dissociés et trop
enchevêtrés pour avoir une action bien réelle. Depuis longtemps
aussi il est démontré que la hernie ombilicale se fait, dans l'immense majorité des cas, par la partie supérieure de l'anneau,
en suivant, comme l'a bien fait voir M. le professeur Richet, le
canal ou trajet ombilical. Parmi ces ouvertures que présente la
ligne blanche, une surtout est importante, c'est celle qui forme
l'anneau ombilical. Son étude nous occupera plus tard ; qu'il
suffise de dire que cette ouverture est la plus grande, la plus
solide et celle dont les dimensions subissent le plus de varia-
tions.

Sur les parties latérales, on trouve deux lames fibreuses qui,
parties de la ligne blanche, s'écartent pour recevoir les muscles
grands droits et se réunissent ensuite pour se séparer de nouveau et former des aponévroses aux muscles obliques et trans-
verses de l'abdomen. Chacun de ces deux feuillets enveloppant
la couche musculaire de la région, est double ; seulement, tandis que, dans toute leur étendue, les deux lames du feuillet
antérieur sont isolables à la partie antérieure, elles se confondent tellement à la partie postérieure et deviennent si minces
que beaucoup d'auteurs en ont contesté l'existence à quelques
centimètres au-dessous de l'ombilic, et ont admis que les aponévroses passant toutes à la partie antérieure, la face péritonéale des muscles droits en était en ce point dépourvue. De cette
disposition aponévrotique, il résulte que la partie inféro-posté-
rieure des muscles droits reposerait directement sur le tissu

cellulaire sous-péritonéal, si le fascia transversalis ne venait suppléer les aponévroses de la partie supérieure. Ces muscles se trouvent donc enveloppés de toutes parts par une gaîne aponévrotique, adhérant assez intimement aux intersections fibreuses, qui divisent les muscles droits antérieurs en autant de segments musculaires à fibres longitudinales, parallèles et verticalement dirigées de la partie supérieure à la partie inférieure de l'abdomen.

Au-dessous de la gaîne aponévrotique de ces muscles se trouve, dans la moitié supérieure de la région, le tissu cellulaire, auquel Velpeau a donné le nom de fascia propria et qui, répondant au fascia tranversalis celluleux que quelques auteurs ont admis, a des limites bien difficiles à préciser. Peut-être cette lamelle n'est-elle que l'œuvre d'une dissection trop minutieuse ; car, si au niveau de la région ilio-inguinale, il est possible, à la rigueur, d'isoler cette lamelle, cela devient beaucoup plus difficile dans la région ombilicale. Au-dessous de l'ombilic, on admet généralement que l'aponévrose postérieure des muscles droits est remplacée par une lamelle assez épaisse à l'hypogastre et beaucoup plus mince, quoiqu'il soit possible encore de la séparer par la dissection, dans la région sous-ombilicale. C'est dans l'épaisseur de ce fascia propria, ou, pour parler plus simplement et peut-être aussi plus exactement, dans ce tissu cellulaire sous-péritonéal, que quelques auteurs ont placé le siége des hydropisies ou kystes du péritoine dont Boyer a donné une description complète dans son *Traité de pathologie chirurgicale.* C'est aussi dans ce même tissu que se développent les phlegmons sous-péritonéaux, si bien décrits par M. Bernutz (*Arch. de Méd.*, tome XXIII, 4ᵉ série), et qui plus d'une fois ont fait croire à l'existence d'une péritonite partielle. C'est enfin le plus souvent aux dépens de cette trame cellulo-graisseuse, que se forment les hernies graisseuses, qui sortent par les trous ou éraillures de la ligne blanche.

En décrivant la partie sus-ombilicale, nous avons omis de

parler de la gouttière que l'on remarque à la face postéro-supérieure de la ligne blanche, ainsi que de la lamelle fibreuse qui convertit cette gouttière en un canal. Ce n'est pas sans intention; l'histoire de ce canal trouvera mieux sa place dans la description de l'ombilic. Au-dessous de ce tissu cellulo-graisseux, à tort appelé fascia propria, se trouve le péritoine, dont les connexions sont d'autant moins intimes avec les couches sous-jacentes, que l'on se rapproche davantage de l'hypogastre. Tandis qu'en effet, à la région sous-ombilicale il est facile de décoller la séreuse, on y arrive beaucoup plus difficilement au-dessus de l'ombilic. A ce niveau, le péritoine recouvre la veine ombilicale et forme, en s'adossant à lui-même, le ligament suspenseur du foie, encore appelé ligament falciforme, faux du péritoine ou faux de la veine ombilicale.

Ce repli est étendu de l'ombilic au bord antérieur du foie où, très-élargi, il se divise en deux portions : l'une partage la face supérieure du lobe droit de l'organe en deux parties inégales et se confond avec le ligament coronaire ; c'est le ligament suspenseur du foie, qui lui doit son attache à la face inférieure du diaphragme. L'autre portion pénètre dans la scissure de la glande hépathique, pour continuer à protéger la veine ombilicale. Dans l'épaisseur de ce ligament se trouve du tissu cellulaire assez condensé, une artériole, venue du tronc hépatique et une ou plusieurs veinules, dont l'importance a été mise en relief par mon excellent maître, M. le professeur Sappey, dans un mémoire à l'Académie de médecine (1859, tome XXIII, page 270). C'est entre les deux feuillets de ce ligament falciforme que les abcès du foie s'engagent quand ils viennent s'ouvrir à l'ombilic.

L'épaisseur de la séreuse péritonéale, au niveau de la région ombilicale, a été donnée par Malgaigne (*Anat. chirurgicale*) et par M. le docteur Feréol (thèse inaug. 1859) comme la principale cause du siége à cette région des perforations spontanées, consécutives à des collections purulentes du péritoine, ou de la couche sous-péritonéale. Je serais plus disposé à rattacher la fréquence et le lieu d'élection de ces perforations, moins à la faible épaisseur du péritoine en cette région, qu'au défaut de résistance que lui opposent, en certains points, les lames aponévrotiques. N'est-il pas, en effet, au point de vue anatomique, plus rationnel d'admettre que le péritoine, d'une épaisseur partout la même, offrira plus de prise à la tendance du pus à se porter au dehors, au niveau des trous que présente la ligne blanche ; tandis que partout ailleurs il trouvera dans les aponévroses épaisses, qui lui servent pour ainsi dire de charpente, une résistance efficace.

Nous ne dirons qu'un mot des vaisseaux qui se distribuent à la région ombilicale ; leur description sera faite avec tous les détails qu'elle comporte, en même temps que le mécanisme de la chute du cordon. Nous dirons seulement que, chez le fœtus, trois gros vaisseaux traversent l'anneau ombilical et offrent à la face postérieure de l'abdomen une direction divergente : deux se portent en bas, ce sont les artères ombilicales, entre lesquelles on aperçoit l'ouraque ; le troisième est la veine ombilicale, qui, logée dans le ligament falciforme, gagne le sillon du foie. Chez l'adulte, ces vaisseaux sont transformés en cordons fibreux qui, recouverts par le péritoine, formeront autant de reliefs à la surface de la séreuse.

Les lymphatiques se rendent les uns dans les ganglions axillaires, les autres, dans les ganglions inguinaux.

Les nerfs sont fournis par les dernières branches dorsales et les premières lombaires.

ARTICLE II.

De l'ombilic.

Bien que quelques auteurs, réunissant dans une même dénomination l'ombilic et la région ombilicale, emploient indistinctement ces deux mots, nous croyons qu'il est préférable de réserver le nom d'ombilic à la partie de l'abdomen répondant au point où s'implantait le cordon fœtal et à la cicatrice qui a succédé à la chute de ce cordon.

L'ombilic nous présentera à étudier sa conformation extérieure, sa structure, les parties ou organes qui le traversent, le mécanisme de la chute du cordon, auquel nous rattacherons l'étude des vaisseaux de la région ombilicale et les phénomènes que subissent l'ouraque et les vaisseaux ombilicaux; enfin nous dirons quelques mots du développement de l'ombilic et des vices de conformation que l'on y remarque.

Conformation extérieure. — Situé, à quelque chose près, à la partie moyenne du corps, l'ombilic occupe sur la ligne médiane le point central de la région ombilicale. Il est de forme arrondie, et sa cicatrice, lo gée au fond d'une cavité plus ou moins profonde, offre une direction telle qu'elle regarde en haut et en avant.

La profondeur de l'ombilic présente des différences assez nombreuses; lorsqu'elle est considérable, elle peut donner séjour à différents corps étrangers, qui augmentent encore cette cavité et finissent par s'y enkyster. On trouvera des exemples de ces kystes accidentels, dans la *Gazette des Hôpitaux* de 1862 (p. 259, 314 et 343). A la fin de la grossesse, cette dépression ombilicale est presque effacée, tandis qu'au début elle est plus profonde. Dans différents états pathologiques, et plus spécialement dans l'ascite, l'ombilic offre une saillie au lieu d'une cavité, et la distension peut arriver à ce point que la sérosité péritonéale s'ouvre une issue au dehors. Les auteurs en signalent plusieurs cas. A l'état normal et en dehors de la grossesse, le nombril présente une largeur de 2 à 3 centimètres.

Structure. — L'ombilic emprunte sa structure à celle de la région ombilicale ; mais les différentes couches qui constituent cette dernière, se modifient d'une manière assez notable au niveau de la cicatrice ombilicale.

La peau y est plus fine, plus plissée sur elle-même et beaucoup plus adhérente aux parties sous-jacentes, du moins dans ses trois quarts inférieurs ; car, vers la partie supérieure de l'ombilic, elle n'offre qu'une adhérence assez peu intime avec le fascia superficialis. Ce fascia, complétement dépourvu de tissu adipeux, même chez les personnes grasses, est réduit à de minces tractus celluleux, très-adhérents à la peau et à la ligne blanche, et qui peu extensibles deviennent parfois la cause de ces sillons ou cloisonnements superficiels des tumeurs herniaires.

Au-dessous de ce fascia est l'aponévrose que nous avons décrite en partie sous le nom de ligne blanche. Elle offre au niveau de l'ombilic une ouverture, qui peut être considérée comme la plus large de celles que l'on constate dans toute son étendue. Comme les autres orifices fibreux, celui-ci est formé par l'entrecroisement de fibres aponévrotiques, avec cette seule différence que les faisceaux fibreux qui le circonscrivent sont beaucoup plus épais et plus larges que ceux qui forment les autres ouvertures. De forme plutôt quadrangulaire qu'arrondie, quand on la regarde par sa partie antérieure, cette ouverture, vue par la face péritonéale, a la forme d'un anneau. Cette différence tient à ce que du côté du péritoine elle est renforcée par des fibres curvilignes, demi-circulaires, dont les extrémités vont se confondre et s'entrecroiser avec celles de la ligne blanche au niveau du diamètre transversal de l'anneau.

Ces deux faisceaux de renforcement, surajoutés à cet anneau, font une légère saillie à son pourtour. Il résulte de là que la structure de l'ouverture ombilicale est composée de fibres propres et de fibres dépendant de l'aponévrose médiane de l'abdomen. Les premières, vues et décrites pour la première fois par l'un de mes maîtres, M. le professeur Richet, auraient, selon lui, une nature toute spéciale et joueraient le principal rôle dans la chute du cordon. Nous reviendrons plus loin sur ce point ; ajoutons seulement, pour le moment, que ces deux ordres de fibres constituant l'anneau de l'ombilic sont encore une preuve contre l'opinion de Thompson sur l'étranglement des hernies ombilicales par l'anneau fibreux.

A 1 centimètre environ au-dessus de l'ombilic, la ligne blanche offre une dépression longitudinalement dirigée et d'une étendue de quelques centimètres. Sur ces parties latérales cette sorte de gouttière aponévrotique se confond avec une lamelle cellulo-fibreuse qui la convertit en une espèce de canal. La bandelette fibro-celluleuse a reçu le nom de *fascia umbilicalis* ; le canal a formé le *canal* ou *trajet ombilical*. Nous devons, à cause de leur importance pathologique, nous arrêter un instant sur ces deux points de la région ombilicale.

Fascia umbilicalis. — Ce fascia, admis par la plupart des anatomistes et des chirurgiens, contesté encore par un certain nombre, est, selon nous, d'une existence constante. Vidal (de Cassis) l'avait déjà mentionné comme une dépendance du fascia transversalis, mais si M. le professeur Richet ne l'a pas signalé le premier, c'est certainement à lui que revient le mérite d'en avoir donné une description complète, et d'en avoir fait ressortir toute l'importance. Pour en donner une idée exacte, nous ne pouvons mieux faire que d'en emprunter les détails à l'*Anatomie chirurgicale* de M. Richet.

« Ce fascia présente, suivant les sujets, des différences assez tranchées. Pour en avoir une idée aussi complète que possible, il faut choisir un cadavre présentant tous les attributs de la force et de l'énergie musculaire. On observe alors que le péritoine est, depuis l'anneau jusqu'à trois ou quatre centimètres au-dessus de cette ouverture, doublé par une lamelle blanchâtre, à fibres dirigées transversalement et coupant à angle droit la direction de la veine ; les fibres peuvent être suivies jusque sur les bords des muscles droits, où elles se confondent manifestement avec le feuillet postérieur de leur gaîne aponévrotique. Supérieurement, le fascia ne descend pas au-dessous de la cicatrice ombilicale ; quelquefois cependant on le voit se feuillager sur le cordon fibreux des artères et s'y terminer d'une manière insensible. Supérieurement, il finit nettement à 3 ou 4 cent. au-dessus de l'anneau ; d'autres fois il est impossible de lui assigner des limites précises. »

A ce niveau, ces fibres affectent une disposition curviligne à concavité dirigée supérieurement. Il n'est pas étonnant que Blandin, Velpeau, Malgaigne et d'autres anatomistes aient contesté l'existence de ce fascia, quand on se rappelle que chez les sujets maigres, minés par l'hecticité, ou bien chez ceux qui sont chargés de tissu adipeux, il est à peine visible. Il en est de même chez certaines femmes ayant eu beaucoup d'enfants. Cependant une dissection attentive en retrouvera toujours plus ou moins de vestiges. Cette lamelle fibreuse, qu'elle ait le nom de prolongement du fascia transversalis, ou celui de fascia umbilicalis, ou qu'enfin on ne la considère que comme un épaississement du tissu cellulaire sous-péritonéal, il n'en reste pas moins constant qu'elle ferme en arrière la gouttière que l'on observe sur la ligne blanche, et que par les éraillures qu'elle présente s'échappent souvent les hernies qui viennent apparaître à l'ombilic. Leur sortie est d'autant plus facile que la moitié supérieure de l'anneau n'est fermée que par un petit peloton de tissu adipeux.

Trajet ou canal ombilical. — L'histoire de ce canal ou trajet appartient tout entière à M. le professeur Richet. C'est lui qui le premier, assimilant ce trajet au canal inguinal, a rendu compte du mode de production des hernies ombilicales. Malgaigne avait déjà pressenti que ces hernies devaient sortir de l'abdomen par la partie supérieure de l'ombilic ; mais la démonstration anatomique du fait revient sans contredit à M. Richet. Nous emprunterons donc encore beaucoup au traité d'*Anatomie chi-*

rurgicale de notre excellent maître pour la description de ce trajet.

Etendu depuis la cicatrice ombilicale jusqu'à 4 ou 5 centimètres au-dessus du noyau cicatriciel du nombril, ce trajet est formé en avant par l'aponévrose de la ligne blanche, déprimée en gouttière à ce niveau pour lui constituer sa paroi antérieure. La paroi postérieure est cette lamelle du fascia umbilicalis doublée du péritoine. Ces deux parois se réunissent à peu près vers le bord interne des muscles droits, dont les saillies latérales constituent en définitive la gouttière que nous avons signalée. La limite supérieure du canal est marquée par le point où la veine ombilicale s'y engage ; elle est distante de 3 à 6 cent. de l'ombilic ; sa limite inférieure répond à la partie de l'anneau qui, dépourvue d'adhérences, présente à ce niveau du tissu adipeux. Ce canal, fermé en haut et à son extrémité inférieure par le péritoine, renferme la veine ombilicale, ou le cordon fibreux qui la remplace, ainsi que du tissu cellulaire chargé de graisse.

Le péritoine, au niveau de l'ombilic, adhère à l'anneau, moins supérieurement qu'à la partie inférieure ; cette adhérence et celle du fascia superficialis au pourtour de cet anneau, expliquent pourquoi les hernies ombilicales volumineuses offrent, quand on les opère, des couches aussi minces à traverser.

Nous avons déjà dit que la séreuse péritonéale, en se réfléchissant sur les vaisseaux ombilicaux et l'ouraque, formait des replis à leur niveau. Il nous reste, avant de passer à l'étude des parties qui traversent l'ouverture de l'ombilic, à parler des différences que cette région présente chez le nouveau-né.

Situé un peu plus près du pubis que chez l'adulte, l'ombilic des nouveau-nés offre une saillie qui se confond avec les restes du cordon. La peau fine, rosée, se continue avec la membrane enveloppant la gélatine de Warthon, et, au point de réunion c'est-à-dire à 1 cent. et demi environ de l'abdomen, on remarque un bourrelet qui semble dû à un épaississement brusque de la peau. C'est à ce prolongement cutané, sur l'importance duquel nous reviendrons, que Velpeau donnait le nom de *scrotum ombilical.* Le fascia adhère intimement à la peau et à son prolongement. L'anneau fibreux n'offre rien de particulier du côté de la surface cutanée ; mais à sa partie postérieure on observe les deux faisceaux curvilignes que nous avons mentionnés plus haut. D'apparence rougeâtre, ces faisceaux sont comparables, dit M. Richet, aux muscles de la vie organique. « Bien distincts des fibres albuginées, qui constituent l'ouverture ombilicale proprement dite et auxquelles ils ne sont qu'accolés, ces faisceaux se terminent en mourant à quelques millimètres en dehors du contour fibreux et semblent prendre insertion par leurs extrémités sur la face postérieure des aponévroses abdominales. L'examen au microscope, à un grossissement de 500, démontre que ce tissu est composé de fibres élastiques, aplaties, sinueuses, lisses, ayant beaucoup d'analogie enfin avec celles de la tunique moyenne des artères.............. Sur les enfants chez lesquels la section du cordon est sur le point de *s'achever, ces fibres enserrent la veine ; mais surtout les artères et l'ouraque* dans une sorte de collet contractile..... Un stylet introduit dans la veine et poussé du côté de la cicatrice, éprouve un temps d'arrêt au niveau de l'étranglement ; mais, en poussant un peu, on parvient presque toujours, si la chute du cordon ne remonte pas au delà de quarante-huit heures, à surmonter cet obstacle et à faire sortir le stylet à l'extérieur par l'ouverture ombilicale. Avec l'âge, ces faisceaux curvilignes perdent leurs caractères et tendent à se confondre de tous points avec les tissus aponévrotiques environnants.»

Si nous avons tenu à rapporter textuellement les paroles de notre maître, c'est à cause même de l'importance du débat que nous allons bientôt soulever au sujet du mécanisme de la chute du cordon.

Parties qui traversent l'anneau ombilical. — Quatre éléments traversent l'anneau ombilical; ce sont les deux artères, la veine ombilicale et l'ouraque.

Avant d'arriver à l'anneau, alors que tous ces éléments sont encore plongés dans ce tissu muqueux (Virchow) appelé gélatine de Warthon et réunis ensemble par la membrane du cordon, leur position respective est telle que la veine est au centre du cordon et qu'autour d'elle s'enroulent les deux artères ombilicales. Les tours de spire que décrivent ces vaisseaux ont attiré l'attention de quelques observateurs, et plusieurs opinions ont été émises pour en expliquer les causes.

Velpeau croyait à une rotation du fœtus dans le liquide amniotique; mais, en supposant que cette rotation fût réelle, elle n'expliquerait ni la régularité, ni la direction constante de la spirale.

Schrœder Van der Kolk l'attribue à la pression plus considérable du sang dans les artères que dans la veine ombilicale.

Cette explication insuffisante a été complétée par Simpson. Voici, selon lui, les causes de ce phénomène :

L'enroulement se produit de la huitième à la dixième semaine: l'aorte qui, dans la région dorsale, était d'abord à gauche, se porte à droite, de sorte que l'iliaque droite, à son origine, forme avec le tronc aortique un angle moins ouvert que celle du côté gauche. De cette différence dans sa direction et de son calibre plus considérable, il résulte que la tension du sang y sera plus forte que dans l'iliaque gauche; et que cette irrégularité de courants sanguins se propagera de proche en proche aux artères ombilicales. Or, si ces courants étaient égaux, il est évident qu'ils se contre-balanceraient; mais, comme celui de l'artère droite l'emporte, il tend à faire tourner cette artère de droite à gauche et par conséquent à entraîner l'artère ombilicale gauche dans cette direction; dans ce mouvement de rotation, la veine reste au centre et le fœtus suit l'impulsion donnée.

Les parties qui traversent l'anneau et qui, dans la vie intra-utérine, relient le fœtus aux organes maternels, sont les vaisseaux ombilicaux et l'ouraque.

Vaisseaux ombilicaux. — Les artères ombilicales et la veine de ce nom constituent le système vasculaire du cordon. Les artères, destinées à ramener au placenta le sang impropre à la nutrition du fœtus, ont presque le volume du tronc aortique : ce n'est que plus tard que leur calibre diminue et que ces vaisseaux deviennent des artères de second et même de troisième ordre. Dans l'épaisseur du cordon, elles sont enroulées autour de la veine ombilicale ; mais, dès qu'elles ont franchi l'anneau fibreux de l'ombilic, elles se séparent de cette veine et se dirigent obliquement vers le côté de la vessie en restant accolées aux parois abdominales. Puis elles plongent bientôt dans la cavité pelvienne, pour se réunir enfin à chacune des artères iliaques internes. Par leur trajet oblique et divergent à partir de l'ombilic, ces artères forment un triangle dont le sommet répond à l'anneau ombilical et la base au réservoir urinaire ; une perpendiculaire, abaissée du sommet sur la base de ce triangle, représente la direction de l'ouraque, qui, comme on le sait, s'attache, non pas au sommet de la vessie, mais un peu sur la face antérieure de ce réservoir.

La veine ombilicale, qui a pour fonction, pendant la vie intra utérine, de porter du placenta au cœur du fœtus le sang artériel propre à nourrir tous les organes, est d'un calibre égal à peu près à celui des artères du même nom. Arrivée dans la cavité abdominale, elle quitte brusquement les canaux artériels pour se porter directement en haut vers le sinus de la veine porte et dans la veine cave. Dans ce trajet, elle est située dans le canal ombilical et protégée par le ligament falciforme, dans l'épaisseur duquel elle chemine.

Par ces trois vaisseaux s'effectue la circulation du fœtus ; mais, lorsque après la naissance l'enfant va vivre d'une vie propre, ces canaux vasculaires, désormais inutiles à sa nutrition, subissent des transformations que nous rappellerons brièvement.

Dès qu'une ligature est jetée sur le cordon, le sang contenu dans les vaisseaux ombilicaux s'arrête, et au bout de très-peu de temps les artères cessent de battre. Vingt-quatre heures après, un caillot est formé, et dans les jours qui suivent il prend de plus en plus de consistance; bientôt le cordon se dessèche et tombe par suite d'un travail que nous étudierons plus loin; la plaie se cicatrise et tout est fini du côté de la surface cutanée; mais d'autres phénomènes plus curieux se passent à l'intérieur des vaisseaux, dans la cavité abdominale. Un des médecins les plus distingués du Calvados, M. le Dr Notta (de Lisieux), qui avait déjà tant fait pour l'anatomie et la physiologie pathologique des autres artères, a suivi, pour ainsi dire, pas à pas les modifications que subissent les vaisseaux ombilicaux. (*Bull. Acad. de méd.*, t. XIV, p. 1, sur *l'oblitération des artères ombilicales*). Depuis, M. le professeur Robin a complété les détails de ce sujet dans un mémoire sur *la rétraction, la cicatrisation et l'inflammation des vaisseaux ombilicaux* (*Bull. Acad. méd.*, 1858, t. XXIII, p. 118). Grâce à ces deux travaux, nous savons qu'un caillot se forme dans les artères, que ce soit dans la tunique celluleuse (Robin), que ce soit dans la tunique interne (Notta); toujours est-il qu'il se forme dans l'immense majorité des cas et que c'est lui qui prévient les hémorrhagies, lors de la chute du cordon. Peu adhérent d'abord, il offre avec les parois artérielles des connexions de plus en plus intimes. Bien rarement ce caillot donne lieu à des suppurations de la tunique artérielle, quoique Velpeau et M. Notta en aient signalé des exemples. En même temps que les vaisseaux s'oblitèrent par la formation de caillots, ils contractent des adhérences entre eux et avec le pourtour de l'anneau. Ces adhérences, beaucoup plus fortes pour les artères et l'ouraque que pour la veine, sont dues à la production de lymphe plastique pendant toute la durée

de la chute du cordon. Cette lymphe fait adhérer aussi les vaisseaux au bourrelet cutané, que l'on remarque au point de réunion du cordon à la peau. Nous reviendrons sur ce point. Avant
même la séparation du cordon et surtout après qu'elle s'est ef-
fectuée, il se fait une rétraction, qui continue pendant un certain temps, sur les vaisseaux ombilicaux. Pour M. Robin, elle
aurait pour siége exclusif les deux tuniques internes des vaisseaux
et la tunique celluleuse n'y participerait nullement ; elle seule
serait le siége de la production et des transformations du caillot.
Cette opinion est fondée sur la structure des tuniques moyenne
et interne, beaucoup plus élastiques que la tunique celluleuse
des artères. C'est à cette rétraction que sont dus le retrait de la
peau après la chute du cordon, la forme et la direction de la
cicatrice ; c'est aussi à cette rétraction que se rattache la faiblesse d'adhérence de la veine ombilicale au pourtour de l'anneau ; celle-ci est entraînée par les artères et l'ouraque, qui
l'emportent de beaucoup sur le pouvoir rétractile de ses tuniques. A cette cause de rétraction il faut ajouter le développement du ventre de l'enfant, beaucoup plus rapide que celui des
vaisseaux de l'ombilic. Par suite de ce double travail d'oblitération et de rétraction, un cordon fibreux remplace bientôt, sur
une étendue plus ou moins grande, les canaux vasculaires ; il est
out à la fois le résultat de la transformation du caillot, et de l'é-
paississement ainsi que de l'hypertrophie de la tunique celluleuse des vaisseaux. Chez l'adulte, ce cordon fibreux remonte
sur la veine ombilicale jusqu'au sinus de la veine porte et sur
les artères il finit sur les parties latérales de la vessie, au niveau
de la collatérale que ces artères fournissent au réservoir vésical.
L'ouraque subit aussi la rétraction que nous venons de signaler,
mais à un degré moindre, et à la naissance il n'offre déjà plus
qu'un cordon plus ou moins fasciculé.

Tels sont les phénomènes que présentent les différents organes
qui traversent l'anneau ; mais il peut arriver que l'un d'eux,

l'oblitération fasse défaut sur un des vaisseaux, ou bien qu'elle s'effectue en partie seulement.

Ainsi, il n'est pas très-rare de voir, au moment de la chute du cordon, une hémorrhagie grave se produire ; M. Notta l'a constatée au bout de 21 jours, M. Dubois six à sept semaines après la naissance. La ligature en masse est le seul moyen à opposer à cette hémorrhagie (Dubois).

D'autres faits de perméabilité de ces vaisseaux à une époque bien plus reculée de la naissance ont été mentionnés. On a rapporté des exemples de la persistance à la veine ombilicale qui fut blessée par un coup de poignard (Fabrice de Helden), ou pendant l'opération de la hernie ombilicale (Scarpa). M. le professeur Sappey pencherait à croire que, dans ces cas, on a eu affaire plutôt à une blessure d'une veinule du ligament suspenseur du foie, ayant acquis un volume considérable, par suite d'une gêne de la circulation hépatique (*Mémoire à l'Acad. de médecine* 1859 p. 280).

Enfin Meckel, Littré et d'autres observateurs ont signalé des cas de persistance de l'ouraque, resté perméable à une distance plus ou moins grande de l'ombilic et quelquefois jusqu'à la cicatrice ombilicale, ce qui avait donné lieu à une fistule urinaire.

Mécanisme de la chute du cordon et vaisseaux de la région ombilicale.

Si nous avons réuni ces deux parties, en apparence si différentes de l'histoire de la région ombilicale, c'est que les détails dans lesquels nous allons entrer au sujet de la chute du cordon, nécessiteront d'avoir sous les yeux et bien présente à l'esprit la disposition si remarquable des vaisseaux de la région.

Nous décrirons d'abord les faits qui accompagnent la séparation du cordon et qui sont admis par tout le monde; puis, avant de passer à l'explication de ces faits, objet de plusieurs théories, nous indiquerons les artères, qui se ramifient dans la région ombilicale.

Sous le nom de chute du cordon, on comprend une série de phénomènes ayant pour effet de séparer le reste du cordon de l'ombilic. Dans les premières heures, qui suivent la ligature appliquée sur le cordon, la partie qui en reste se rétrécit, la membrane est moins tendue, elle se ride et laisse apercevoir la coloration noirâtre du sang arrêté dans les vaisseaux. Ceux-ci ne tardent pas à devenir plus tortueux et à offrir des bosselures. Puis, peu à peu la gélatine de Warthon, ou suc qui remplit les aréoles du tissu du cordon, disparaissant, il ne reste plus, au bout de deux jours à deux jours et demi, que la membrane enveloppante et les vaisseaux plus ou moins aplatis. A cette époque, la dessiccation, peu apparente le premier jour, se prononce davantage et elle progresse de la ligature à l'ombilic. A ce niveau, dès la fin du premier jour même, le cordon présente une petite rainure circulaire, un sillon qui s'accentue beaucoup plus le deuxième et surtout le troisième jour.

Pendant que ces phénomènes s'accomplissent sur le cordon, d'autres non moins curieux apparaissent du côté du ventre. La peau forme une saillie circulaire ou mieux un prolongement coniforme, à base répondant à la paroi abdominale, à sommet se confondant avec le cordon. Ce prolongement cutané est constant, mais de dimensions fort variables. Tantôt en effet, à peine appréciable, il n'a que quelques millimètres ; tantôt très-prononcé, il acquiert près de un centimètre et demi et même, dans des cas rares, il atteint deux centimètres.

Son volume le plus ordinairement égale celui de l'extrémité du petit doigt ; mais il arrive bien souvent qu'il est ou plus petit ou plus gros. Par son sommet, il se continue avec la membrane du cordon, dont la couleur, d'un blanc laiteux, tranche nettement sur la coloration rosée de la peau qui constitue ce prolongement. Un fait, non moins constant que l'existence même de cette saillie cutanée, c'est la présence à son sommet d'un épaississement de la peau qui forme comme un *ourlet* (Velpeau) très-facile à sentir avec le doigt. Signalons encore l'adhérence de cet ourlet à la surface externe des vaisseaux.

C'est au niveau de cet épaississement, ni en deçà, ni au delà, que l'on voit pendant la vie se former, se creuser le sillon dont nous avons parlé ; et c'est juste à ce point que le cordon se détache. Si, alors qu'il n'en reste plus qu'une languette, on voit la plaie qui résulte de sa chute plus en arrière, cela tient à ce que les vaisseaux en se rétractant ont reculé le petit foyer de cette suppuration la plupart du temps insignifiante. C'est aussi à cette rétraction que l'on doit attribuer le retrait en dedans de cet ourlet cutané ; ce qui n'a rien d'étonnant, si l'on se rappelle que les vaisseaux adhèrent à son pourtour. De là résulte que, vers le deuxième ou troisième jour après la naissance, le prolongement tend à simuler un repli de la peau dont la convexité regarde en dehors. On est alors obligé, pour l'apercevoir, de renverser légèrement en arrière et en dehors la base du prolongement.

Vers le troisième, quatrième ou cinquième jour, le cordon, complétement desséché de la ligature à l'ombilic et détaché peu à peu, tombe en laissant la plupart du temps une petite plaie qui guérit promptement, mais qui peut quelquefois devenir le point de départ d'un érysipèle, si le petit enfant est dans de mauvaises conditions de santé et si surtout une épidémie règne dans l'endroit où il se trouve. Mon collègue, Bergeron Henri, dans sa thèse de 1866 (sur une épidémie de gangrène de l'ombilic), en a rapporté un certain nombre de cas, et dans la grande majorité des malades qu'il a observés, c'est toujours au moment où le cordon se détachait, que l'érysipèle gangréneux apparaissait. D'autres fois il n'existe qu'un gonflement érythémateux, que quelques jours de soins suffisent pour guérir. Nous avons eu l'occasion d'en voir quelques exemples ; la saillie cutanée était triplée de volume, elle était rouge et douloureuse au toucher et donnait une suppuration assez abondante. Le plus souvent, nous le répétons, trois ou quatre jours après la séparation du cordon, la cicatrice est complète. Alors aussi le prolongement cutané que Velpeau appelle le scrotum ombilical disparaît peu à peu ; l'ombilic offre une surface très-légèrement déprimée à son centre, et l'extrémité du doigt posée sur la cicatrice ne fait apercevoir aucune ouverture. Mais on conçoit qu'à cette époque les adhérences sont si faibles encore qu'elles pourront être détruites en partie et laisser arriver sous la peau une portion de l'intestin. Ce mode de production de la hernie est possible ; mais il est plus probable qu'elle se forme par suite d'un travail incomplet de l'oblitération de l'anneau par la lymphe insuffisamment épanchée entre les vaisseaux ombilicaux et l'ouraque.

D'après ce que nous venons de dire sur les phénomènes qui accompagnent la chute du cordon, on voit que celui-ci se dessèche et tombe en trois, quatre, cinq, ou six jours. Ces différences, relevées dans un mémoire que M. Billard inséra dans les Archives médicales (1826), tiennent aux variétés de volume que présentent les cordons. Selon lui aussi, la suppuration abondante qui parfois succède à la séparation du cordon tiendrait au volume considérable qu'il offre. Sur 86 enfants il l'a notée vingt-six fois, et il pense que cette suppuration retarde la séparation du cordon, mais que dans tous les cas la cicatrisation est complète au bout de dix à douze jours.

Quant à la dessiccation même, elle a fait le sujet d'une étude approfondie pour M. Billard, qui a voulu faire de cet acte purement physique un indice utile en médecine légale dans les cas d'infanticides et autres. Voici du reste ces conclusions :

1° *La dessiccation ne peut se faire que pendant la vie ;*

2° *A partir de la mort, cette dessiccation est suspendue, considérablement ralentie ;*

3° *Si le cordon est frais ou dans un commencement de flétrissure, l'enfant peut être mort-né, ou n'avoir vécu que très-peu de temps ;*

4° *Si le cordon a déjà éprouvé un commencement de dessiccation, ou une dessiccation complète, l'enfant a pu vivre au moins un jour.* — (Billard, *loc. cit.*).

Bien que ces conclusions aient été acceptées par Orfila, nous croyons qu'il ne faut y attacher qu'une faible importance, car rien ne nous semble plus difficile de distinguer la dessiccation artificielle du cordon de sa dessiccation naturelle.

Artères de la région ombilicale. — L'étude des artères de cette région a été de ma part l'objet des recherches les plus attentives, les plus minutieuses. Mes expériences ont porté sur les cadavres d'enfants âgés de deux à quinze jours. Loin de me contenter d'injections grossières avec le suif et le noir de fumée, j'ai cherché à rendre mes injections le plus pénétrantes possible. Après avoir maintenu pendant quelque temps le petit cadavre dans l'eau à 40° ou 50° afin de relâcher les tissus, je faisais l'injection avec du vernis et du vermillon, ou de la glycérine et du bleu de Prusse; puis, pour que cette première injection à froid se maintînt dans les artérioles, je poussais une injection au suif qui avait pour but de boucher les artères de deuxième et de troisième ordre. J'avais ainsi des résultats d'injection aussi satisfaisants que possible; la région ombilicale était pour ainsi dire convertie en un réseau artériel. Chercher à disséquer par la face péritonéale ce plexus artériel me parut d'une difficulté presque insurmontable; tout attentive qu'eût été ma dissection, j'aurais certainement ouvert quelques artérioles, et le vernis se fût à coup sûr échappé des ramifications artérielles; sans compter qu'il eût fallu consacrer un temps énorme à ces tentatives de dissection. Je préférai laisser intacte la séreuse et les artères; disséquant la peau et son fascia superficialis que j'isolai des aponévroses, je fus surpris de la netteté avec laquelle apparaissaient les plus fines radicules artérielles de la région. C'est grâce à ce moyen que je pus découvrir les détails dans lesquels je vais entrer.

La région ombilicale reçoit ses artères de quatre sources

principales : les deux artères épigastriques, les vésicales, branches des artères ombilicales et hypogastriques, l'artère hépatique.

Branches de l'artère épigastrique. — Que l'artère épigastrique naisse de l'iliaque externe ou de la partie canaliculée de l'artère ombilicale, ce qui est plus rare, elle croise obliquement l'arcade crurale, se dirige en haut et en dedans, puis s'applique au côté externe du muscle droit, dans la gaîne duquel elle chemine. C'est là sa portion ascendante, la seule qui appartienne à la région. Parmi les rameaux internes qu'elle donne, il en existe un constamment, qui se détache du tronc à une hauteur variable, en général à la partie moyenne de la région, et se porte obliquement vers l'anneau fibreux de l'ombilic : là, il se divise ordinairement en rameaux ascendants qui s'anastomosent avec les rameaux venus de l'hépatique, transversaux, se confondant avec ceux du côté opposé et en rameaux descendants, destinés aux artères ombilicales sur lesquelles ils se ramifient, en y formant avec d'autres radicules artérielles, venus des vésicales, un plexus très-riche et très-serré. De ces rameaux il n'y a que les transversaux qui fassent parfois défaut ; sur plusieurs pièces je les ai cependant trouvés de la manière la plus manifeste. D'autres branches collatérales, moins importantes, des artères épigastriques, se perdent encore sur les artères ombilicales, et les autres se ramifient presque à l'infini dans l'épaisseur du muscle droit correspondant. Quelques artérioles le traversent pour se perdre dans la peau. Il en est de même de quelques-unes des artères signalées au pourtour de l'anneau. Après avoir fourni les anastomoses dont nous avons parlé, elles se perdent dans la peau du nombril.

Artères vésicales. — A la surface de la vessie et dans l'épaisseur de ses parois existe un lascis artériel des plus riches, formé par les artères ombilicales et par l'hypogastrique. De ce plexus artériel se détachent une multitude d'artérioles, qui, montant dans l'épaisseur du tissu cellulaire sous-péritonéal, vont, les unes former un riche réseau sur les parois des artères ombilicales, et s'anastomoser avec les ramifications des épigastriques ; les autres se portent au-devant des artérioles venues de l'épigastrique et s'anastomosent avec leurs divisions au pourtour de l'anneau ombilical.

Cette disposition est facile à voir sur la préparation que nous avons conseillée ; par transparence, on aperçoit la séreuse dans sa partie vésico-ombilicale sillonnée de nombreuses artérioles.

Artère hépatique. — L'artère hépatique, au moment où elle se divise en deux troncs destinés aux deux lobes du foie, fournit une autre branche, qui m'a été signalée par M. le professeur Sappey, et se porte le long du bord inférieur du ligament falciforme qu'elle suit jusqu'à l'ombilic. Au niveau de l'anneau, elle se ramifie en fournissant des radicules anastomosiques aux artérioles de l'épigastrique et quelquefois à celles qui viennent des vésicales. Durant son parcours dans l'épaisseur du ligament falciforme, elle se divise en une foule de rameaux destinés aux parois de la veine ombilicale. D'autres radicules, venues des ramifications artérielles hépatiques, complètent ce réseau de *vasa vasorum*, après s'être divisées dans l'intervalle des deux feuillets du péritoine.

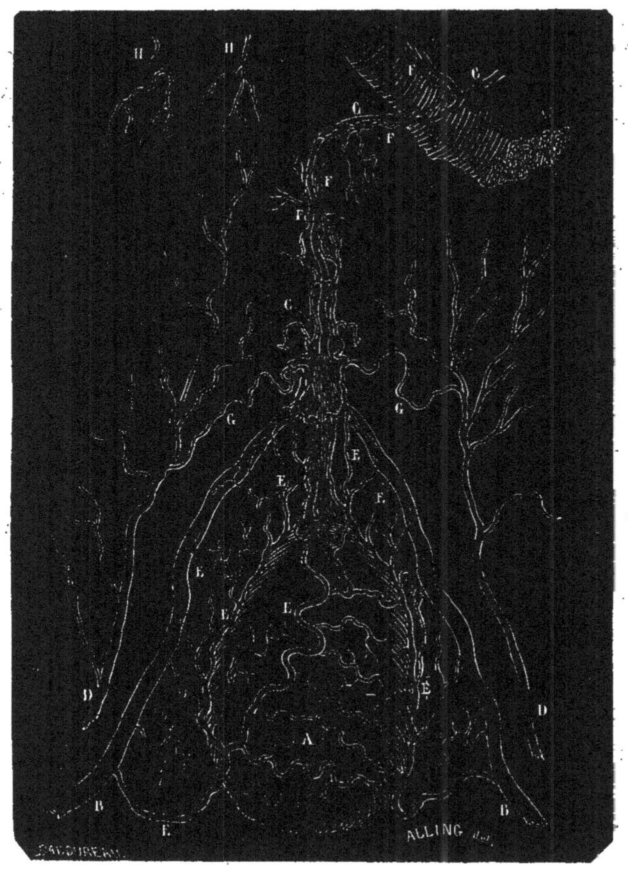

EXPLICATION DE LA PLANCHE.

A. Vessie.

B, B. Artères ombilicales.

C, C, C. Veine ombilicale.

D, D. Artères épigastriques.

E, E, F, E, E, E, E, E. Artères vésicales, destinées : les unes aux artères ombilicales, les autres à compléter le réseau vasculaire de l'anneau ombilical.

F, F, F, F. Branche de l'artère hépatique cheminant dans l'épaisseur du ligament falciforme.

G, G. Branches de l'artère épigastrique, fournissant de chaque côté : 1° une branche ascendante qui s'anastomose avec la branche F de l'artère hépatique ; 2° une branche descendante qui se ramifie dans l'épaisseur des parois de l'artère ombilicale correspondante, et s'anastomose avec les artères vésicales, ainsi qu'avec celle du côté opposé ; 3° une branche perforante destinée à la peau.

H, H. Branches de terminaison de la mammaire interne.

De cette disposition artérielle, il résulte :

1° Qu'au niveau de l'anneau ombilical il existe un cercle artériel dont la multiplicité d'origine assure les fonctions nutritives ;

2° Que de ce cercle partent des radicules qui traversent la peau et s'y réfléchissent en formant des anses et des sinuosités, sans jamais passer sur la membrane du cordon, complétement dépourvue d'artères.

3° Que sur les parois des artères et de la veine ombilicales, il existe un riche plexus artériel également dépendant des quatre sources de vaisseaux destinés à la région.

4° Que ces *vasa vasorum* s'arrêtent juste à l'anneau fibreux ombilical, sans jamais se porter sur la partie des vaisseaux ombilicaux du cordon.

5° Que l'ouraque offre la même disposition vasculaire.

6° Que les artères ombilicales ne fournissent pas de branches dans l'étendue de l'ombilic à la vessie.

7° Le cercle artériel ombilical, ainsi que les *vasa vasorum*, s'aperçoivent, même à l'œil nu, sur le cadavre d'un enfant de 2 à 3 jours.

Telle est la disposition, pour ainsi dire type, des artères de la région ombilicale ; mais on trouve souvent de légères modifications. Ainsi le cercle peut ne pas être aussi régulièrement formé ; les anastomoses sont moins nombreuses ; les branches venues des épigastriques peuvent être multiples ; mais, au milieu, de toutes ces différences de détails, on retrouve toujours une vascularité très-riche au pourtour de l'anneau, l'arrêt en ce point des vaisseaux et l'existence de *vasa vasorum* d'un calibre plus considérable que partout ailleurs.

Nous avons déjà parlé de l'absence complète de vaisseaux dans la membrane qui enveloppe la gélatine de Warthon, ainsi que sur les parois correspondantes des vaisseaux ombilicaux. On sait que ceux-ci, dans leur étendue, du placenta à l'ombilic, ne fournissent aucune branche. Comment donc se nourrit le cordon ombilical ?

La plupart des auteurs admettent que la nutrition se fait par transsudation des sucs nutritifs à travers les parois vasculaires ; peut-être se fait-elle aussi en puisant une certaine quantité de substances nutritives dans le liquide amniotique (Virchow). Néanmoins dernièrement, en Allemagne, dans sa thèse inaugurale, M. le Dr Koester a trouvé que ce tissu muqueux, ou gélatine de Warthon, était rempli de vaisseaux lymphatiques dont les parois étaient formées par les cellules de tissu conjonctif ; de plus, ce même auteur a avancé que dans ces canaux vasculaires existaient des globules blancs, et que l'origine de chacun de ces vaisseaux répondait à des stomata (ou bouches absorbantes) situées entre les cellules épithéliales qui recouvrent la surface de la membrane enveloppante du cordon (thèse de Wurzburg, 1868).

OPINIONS ÉMISES SUR LE MÉCANISME DE LA CHUTE DU CORDON.

Nous voici arrivé au point le plus délicat et le plus controversé de l'histoire de la région ombilicale. Aujourd'hui encore les avis sont partagés : les uns admettent un travail d'élimination comparable à celui de la gangrène ; les autres, représentés par M. le professeur Richet, n'attribuant à ce travail qu'un rôle accessoire, expliquent la chute du cordon par un phénomène de contractilité dû à un sphincter, surajouté à la partie interne de l'anneau fibreux ombilical. Nous exposerons successivement ces deux opinions, et nous les ferons suivre de quelques remarques que nous a suggérées la dissection attentive et souvent répétée de cette région.

Théorie ancienne. — Haller est l'un des premiers qui aient parlé des phénomènes accompagnant la chute du cordon et qui aient cherché à se les expliquer. Il crut que cette séparation se faisait par une sorte de mortification du cordon, qu'il comparait à la gangrène des autres tissus. Son opinion fut admise par tous ses contemporains et acceptée par la plupart des anatomistes qui vinrent après lui. Boyer, Ph.-H. Bérard, Billard, Velpeau, Malgaigne, dans leurs ouvrages, ont reproduit la théorie de Haller, les uns presque textuellement, les autres en lui donnant plus de développement. Enfin MM. Notta et Robin, par leurs recherches sur l'oblitération et la rétraction des vaisseaux ombilicaux, ont encore contribué à l'explication de la séparation du cordon.

Pour Billard et Ph.-H. Bérard, la dessiccation joue le principal rôle dans la chute du cordon. Voici, du reste, cette opinion qui s'écarte sensiblement de celle des auteurs anciens, mais beaucoup moins pourtant que ces auteurs mêmes semblent le croire.

La dessiccation s'opère du sommet vers la base. En se desséchant en ce dernier point, la gélatine de Warthon fronce la peau de l'ombilic et forme autour du triple faisceau vasculaire une sorte de nœud qui comprime les vaisseaux. Entre ce point de constriction et le point où les trois vaisseaux se séparent, il y a, lorsque la dessiccation est achevée, un espace ou col plus ou moins court. En cet état, et réduit à ces seules adhérences, le cordon peut se mouvoir dans tous les sens comme sur un pivot; il est entouré par un bourrelet cutané de l'ombilic qui se prolonge sur lui à quelque distance, mais n'exerce d'ailleurs aucune constriction à sa base. La dessiccation du cordon est un phénomène physiologique, et, selon M. Billard, le résultat de la chaleur animale communiquée. «Quoi qu'il en soit, ajoute Bérard, de cette explication, qui est loin d'être complétement satisfaisante, toujours est-il que ce phénomène n'a aucune espèce d'analogie avec *la gangrène, et le cordon desséché ne saurait être, sous aucun rapport, comparé à une eschare.* . . . . La saillie de l'ombilic, l'irritation que le bourrelet saillant éprouve par le frottement des langes ou du cordon desséché et durci paraissent être la cause d'un ensemble de phénomènes auxquels une analogie trompeuse pourrait, au premier abord, faire assigner une autre origine. Réduit à sa base à l'état de ténuité que nous avons fait connaître, le cordon se détache par suite des tiraillements que lui font subir les mouvements alternatifs d'expansion et de rétraction des parois abdominales. » (Dict. en 30 vol., t, XXI, p. 135, et Billard, *Archives gén. de méd.*, 1826.) « La peau, ajoute M. Billard, est, au sommet du prolongement, froncée par suite du retrait de la gélatine desséchée, et, par suite de la séparation du cordon, elle revient sur elle-même. »

L'opinion de ces deux auteurs doit être rangée à côté de la théorie de Haller, car ils ne disent rien de plus que ce qui est compris dans l'explication ancienne. La seule différence c'est que pour eux il y a dessiccation, dont le résultat est la chute du cordon et rejet absolu de travail analogue à celui de la gangrène qui, pour les anciens, est la cause principale de la séparation. J'avoue que, malgré l'autorité du nom de Bérard, attachée à cette opinion, je ne comprends pas bien une dessiccation, avec sillon au niveau de la partie vivante, et enfin chute de la partie desséchée, sans qu'il y ait gangrène, mortification dans l'acception propre du mot, surtout quand la constriction du cordon es faite par de la gélatine de Warthon desséchée ! Et puis qu'est-ce donc que cette gélatine desséchée, qui comprime les vaisseaux en formant une sorte de nœud ? Est-il admissible que des trabécules aussi faibles que celles qui emprisonnent cette gélatine, puissent, après la dessiccation de ce liquide, ou mieux son exhalation, ulcérer, sectionner des canaux à parois aussi résistantes que le sont celles des vaisseaux ombilicaux ? Ce n'est pas tout encore, cette gélatine desséchée serait encore celle qui ferait éprouver, au sommet du prolongement cutané, un retrait disparaissant après la séparation du cordon. La persistance, l'exagération même de ce retrait, après cette séparation, suffit pour réfuter cette inexactitude.

Une opinion beaucoup plus juste et bien plus en accord avec

ce qui se passe au moment où le cordon se détache de l'ombilic est celle de Velpeau. Plus complète que celle de Haller, cette théorie est admise par Malgaigne et la plupart des anatomistes.

« Le cordon, dit l'ancien chirurgien de la Charité, se détache par le même mécanisme que celui qui préside à l'élimination d'une eschare. Les vaisseaux cutanés s'arrêtant brusquement à sa base, dès que le sang ne parcourt plus les artères et la veine ombilicales, il n'y a plus de matériaux suffisants pour l'alimen-ter et il doit se mortifier. Quelquefois ce travail éliminatoire ne se fait pas aussi régulièrement ; ainsi, on voit l'inflammation qui l'accompagne provoquer la formation d'abcès, ou bien ame-ner un érysipèle, ou bien encore une ulcération. Les artères ne sont pas toujours séparées au même niveau que la veine, d'où la production de bourgeons charnus, que l'on réprime avec le crayon de nitrate d'argent »................................
.... Et plus loin : « le prolongement cutané s'invagine peu à peu et forme un bouchon qui remplira l'anneau ombilical. La rétraction ou invagination du bourrelet cutané est due à la ré-traction des artères et de la veine, et, comme celle-ci est plus forte pour les artères, le bourrelet est entraîné vers la partie in-férieure. »

Telle est l'explication des phénomènes de la chute du cordon, aussi complète que possible, d'après la théorie ancienne ; nous verrons qu'il n'y manque qu'une seule chose, la démonstration anatomique de ce travail d'élimination. Avant d'insister sur ce point capital qui fait tout le mérite de l'opinion ancienne, nous devons parler d'une théorie récente et d'autant plus sérieuse qu'elle a pour représentant M. le professeur Richet. Le chirur-gien de l'hôpital des Cliniques rejette successivement toutes les raisons que les chirurgiens qui l'ont précédé et principalement P. H. Berard ont proposées, pour expliquer le resserrement de l'anneau ombilical et la séparation des éléments du cordon, toujours au même point.

« *Opinion de M. le professeur Richet.*—L'opinion de Bérard, dit M. le professeur Richet, qui fait intervenir la rétraction dont jouissent les tissus inodulaires, n'est pas admissible puisque, pour produire cet effet (le resserrement de l'anneau fibreux) et attirer à elle, comme vers un centre, le cordon de l'anneau fibreux, la cicatrice ombilicale devrait adhérer à tout son pourtour, et nous avons vu que la demi circonférence supérieure était à peu près libre.

« Même impuissance lorsqu'il s'agit d'expliquer pourquoi la séparation des divers éléments du cordon s'effectue constamment au même point, quelle que soit la hauteur à laquelle on applique la ligature ; car, lorsque les auteurs disent que cette division a lieu par suite d'un travail ulcératif, ils se contentent de constater un fait, sans en donner la raison. Il faudrait faire voir, en effet, en vertu de quoi se produit ce travail d'ulcération; pourquoi cette inflammation ulcéreuse atteint toujours le même point de cordon ; pourquoi elle est aussi limitée sans se propager, si ce n'est dans des cas tout à fait exceptionnels, soit au péritoine, soit aux tuniques des vaisseaux ; pourquoi enfin elle n'est jamais suivie d'hémorrhagie, ce qu'on devrait observer quelquefois, si cette inflammation ulcérative était spontanée. »

Puis suit la description de ce que M. Richet appelle le *sphincter ombilical*, qui, si on se rappelle bien, est constitué par des fibres curvilignes, formant à la partie interne des parois abdominales deux faisceaux, l'un supérieur, l'autre inférieur. Ces faisceaux, de nature élastique, embrassent chacun une demi circonférence de l'anneau fibreux et s'entrecroisent, en se confondant ensemble, aux extrémités du diamètre transversal de cet anneau, avec les fibres aponévrotiques de la ligne blanche.

« Ces fibres élastiques, continue M. Richet, ou pour parler plus clairement, contractiles, qui circonscrivent l'ouverture ombilicale, constituent un véritable *sphincter ombilical*, se resserrent insensiblement sur les vaisseaux, dès qu'ils ne sont plus traversés par le courant sanguin, et, par suite de cette striction, s'opère progessivement leur section comme par l'effet d'une ligature. Ainsi s'expliquent : 1° la division des éléments du cordon dans un point toujours le même, c'est-à-dire au niveau du bord postérieur de l'anneau ; 2° l'inflammation circonscrite qui l'accompagne ; et 3° enfin, l'absence d'hémorrhagie. De plus, c'est au resserrement actif de ce sphincter que l'ouverture ombilicale doit, dans les premiers mois de l'existence, de résister efficacement à la pression des viscères, à laquelle ne saurait s'opposer ni la cicatrice cutanée encore trop molle, ni les faisceaux fibreux des aponévroses qui restent toujours écartés à peu près au même degré. Sans cet appareil, on s'expliquerait difficilement comment tous les enfants ne seraient pas affectés de hernies, et c'est là sans doute ce qui avait fait dire à A. Cooper, que dans l'enfance l'anneau ombilical était si peu fermé que s'il était situé à la partie inférieure de l'abdomen, personne ne serait exempt de hernie ombilicale. »

Ainsi se résume l'opinion que M. le professeur Richet a opposée à celle de Haller, complétée par Velpeau, MM. Notta et Robin. Si nous avons tenu à la transcrire textuellement, c'est afin de mieux faire ressortir toute l'importance des détails dans lesquels nous allons entrer.

En présence de deux opinions tout à la fois aussi contradictoires et aussi appuyées par l'autorité des noms qui les représentent, Velpeau et M. le professeur Richet, j'ai longtemps hésité : toutes deux s'appuyaient sur des faits d'anatomie constatés par deux de nos maîtres ; toutes deux me paraissaient presque aussi séduisantes l'une que l'autre, et cependant leur opposition même indiquait qu'il manquait à l'une et à l'autre quelque chose qui la complétât. Je pris donc le parti, sans doute téméraire, mais que mes efforts dans le but d'élucider un point peu connu d'anatomie excuseront, de contrôler les recherches de mes maîtres.

Dès mes premières dissections de la région ombilicale, j'avais cru remarquer quelques particularités non encore mentionnées relativement à la distribution des vaisseaux ; je disséquai de nouveau la région ; je variai les procédés d'injection, et, après deux semaines de recherches, je vis mes premières remarques confirmées. J'arrivai à me convaincre que l'étude des vaisseaux était intimement liée à celle de la chute du cordon et que c'était à eux qu'il fallait en rapporter tous les phénomènes. — J'étais donc ramené à la théorie de Velpeau. Certes, ce ne fut pas sans regret que je me vis forcé d'abandonner celle d'un maître avec lequel je peux, pour cette fois, différer d'opinion, mais dont je n'oublierai ni la bienveillance, ni les instructives leçons. Du reste, dans les détails qui vont suivre, on verra que si je me range de l'avis de Velpeau pour le mécanisme de la chute du cordon, je me rapproche de M. Richet pour l'existence de ces fibres curvilignes, demi-circulaires surajoutées à l'anneau fibreux ombilical.

Les phénomènes qui accompagnent la séparation du cordon consistent, quoi qu'en ait dit Ph. H. Bérard, dans un travail tout à fait analogue à celui de la gangrène, avec cette seule diffé-rence, que la marche en est beaucoup plus rapide pour le cordon. Et en effet, ne voit-on pas, dès les premières heures qui suivent la ligature, une ligne bleuâtre se former au niveau du bourrelet qui termine en avant le prolongement cutané? Cette ligne s'accentue de plus en plus, et, dès le lendemain, c'est un sillon qui se creuse, jusqu'au moment où les artères et la veine ombi-licale comprises elles-mêmes dans ce sillon, finissent par se déta-cher. Dans la gangrène, les choses marchent d'une façon tout à fait identique : au lieu de quelques heures, il faut quelques jours pour que le sillon apparaisse, dès que la partie a été frappée de mortification, dès que le sang n'y circule plus ; quelques jours encore pour que ce sillon se creuse, et enfin une semaine ou deux pour que la partie gangrénée se détache. Ph. H. Bérard appelait cet état subi par le cordon de la dessiccation ; il lui refusait le nom de mortification, de gangrène ; il est regrettable qu'il n'ait pas donné les raisons sur lesquelles il se fondait ; il se contente de faire la différence de ce qu'éprouve le bout pla-centaire du cordon, qui ne se dessèche pas avec le bout abdominal. S'il est vrai, comme tend à le démontrer le travail récent de M. le Dr Koester, que des lymphatiques existent dans le cordon, il n'y aurait rien d'étonnant que cette différence existât entre les deux bouts du cordon ombilical, et qu'elle tînt à la résorption de la gélatine de Warthon, ou liquide comparable à l'humeur vitrée (Virchow) contenue dans les aréoles de ce tissu muqueux du cordon. Dès lors, l'un des bouts subirait une sorte de gangrène humide, tandis que l'autre, réduit à ses vaisseaux, aux trabécules de son tissu et à sa membrane, présenterait les caractères d'une gangrène sèche.

Le point qui a le plus ébranlé la théorie ancienne et qui rendait si séduisante celle de M. Richet, est ce phénomène à peu près constant de la séparation du cordon toujours au même endroit, quelque éloignée que soit la ligature, — Etablissons d'abord l'endroit précis de la chute du cordon.

Nous nous rattachons encore pour cela à l'opinion de Haller et de Velpeau. Le cordon se sépare ordinairement au niveau de l'extrémité libre du prolongement cutané, là où la peau se continue avec la membrane du cordon en formant une espèce d'ourlet, un épaississement facilement appréciable au doigt. Il se détache donc à quelques millimètres de l'anneau fibreux. Pour M. Richet, il se séparerait toujours au niveau du sphincter ou anneau contractile surajouté à la partie interne de l'anneau fibreux. Nous ne le pensons pas, et nous croyons que, si la plaie résultant de la chute du cordon, paraît siéger à ce niveau, c'est que la rétraction, qui s'exerce si énergiquement sur les vaisseaux ombilicaux, l'a attirée jusqu'à cet anneau de la partie interne; car, pendant la vie, il est facile de se convaincre tout à la fois de la présence du sillon ulcératif du cordon au niveau de l'ourlet cutané, et du retrait qu'il éprouve vers la fin de ce travail ulcératif. Plus d'une fois nous avons pu constater ce double fait sur les nombreux enfants qui naissent dans le service de M. le Dr Laboulbène, dont nous sommes l'interne en ce moment, à l'hôpital Necker.

Si déjà, pour le point précis où le cordon se sépare, les divergences d'opinion se manifestent, elles deviennent bien plus tranchées, quand il s'agit d'expliquer les causes de sa séparation. Trois opinions sont en présence : celle de Billard et Ph. H. Bérard ; celle de M. Richet ; celle enfin des auteurs anciens et de Velpeau.

Pour Billard et Ph. H. Bérard, le cordon ombilical se séparerait, par suite de la *constriction exercée sur les vaisseaux par la gélatine de Warthon, desséchée et formant une sorte de nœud*, au niveau de l'extrémité du prolongement cutané ; cette action serait secondée par les tiraillements du cordon, dûs aux mouvements d'expansion et de rétraction des parois abdominales. Ce n'est certainement pas par des données anatomiques, ni physiologiques que ces auteurs sont arrivés à une pareille explication. On a peine à comprendre, je le répète, comment de la gélatine desséchée peut exercer une compression telle qu'elle coupe des parois vasculaires de l'épaisseur de celles des artères ombilicales, surtout quand on voit le peu de gélatine de Warthon qui recouvre les artères ombilicales, chez certains enfants à cordon très-grêle. Et puis, s'il y a des vaisseaux lymphatiques, ce liquide ne se résorbera-t-il pas, et sa résorption ne fera-t-elle pas disparaître le nœud compresseur ? En supposant même qu'il n'y eût pas de vaisseaux et que l'exhalation des liquides de Warthon ne se fît pas, cette compression n'expliquerait pas encore le lieu précis et constant de la séparation du cordon.

Certes, l'opinion de M. le professeur Richet serait préférable ; car elle s'appuie du moins sur un fait anatomique : l'existence d'un sphincter destiné à sectionner le cordon ombilical. Il est en effet incontestable qu'il existe, à la partie interne et postérieure de l'anneau fibreux, deux faisceaux de fibres demi-circulaires, donnant à l'anneau sa forme arrondie. Ces fibres sont faciles à voir, et, dans les dissections que j'ai faites, j'en ai toujours constaté les détails, tels que le chirurgien des Cliniques les a signalés dans son Anatomie chirurgicale. Leur présence à l'anneau ombilical me paraît donc de la dernière évidence; mais le rôle que leur attribue M. Richet ne me semble pas aussi important que le pense ce professeur. Je crois que ce sphincter ne contribue que pour une faible part à la séparation du cordon, toujours au même endroit. Si, comme le fait observer M. Richet, le sillon ulcératif du cordon répond aux bords du sphincter, je pense qu'il faut moins peut-être en trouver la cause dans l'activité contractile de ces faisceaux demi-circulaires qu'à la puissante rétraction des vaisseaux ombilicaux. Je ne suis pas non plus tout à fait de l'avis de mon maître, quand il dit que le resserrement du sphincter ombilical joue le principal rôle dans l'oblitération de l'anneau. S'il en était toujours ainsi, ce sphincter, dont les fibres sont très-fortes à tout le pourtour de l'anneau, ne devrait pas céder aussi souvent à la pression des viscères; ou bien il faudrait admettre que parfois il ne s'acquitte pas des fonctions qui lui ont été assignées, et alors comment expliquer, dans ces cas, la séparation du cordon? Elle se fait pourtant, qu'il y ait ou non une hernie, toujours au même niveau. Telles sont les principales objections que nous présentons au sujet de la théorie de M. le professeur Richet, et telles sont aussi les raisons qui nous font revenir à la vieille opinion, rajeunie par Velpeau, MM. Notta et Robin.

Avec elle, la plupart des phénomènes de la chute du cordon s'expliquent d'autant mieux qu'ils sont en rapport avec les données que l'anatomie de la région nous fournit.

Elle attribue en effet la séparation du cordon à un travail d'élimination, à une gangrène. Or, nous avons vu précédemment que toutes les phases que présente la chute d'une eschare sont aussi celles que l'on remarque pendant la chute du cordon. « Les vaisseaux cutanés, dit Velpeau, s'arrêtent à la base de l'ombilic, dès que le sang ne parcourt plus les artères et la veine ombilicale; il n'y a plus de matériaux suffisants pour alimenter le cordon, il doit se mortifier. »

« Puis, ajoute plus loin Velpeau, le scrotum ombilical, ou pour se servir d'une désignation plus usuelle, le prolongement cutané qui reste après la chute du cordon va être l'agent de l'oblitération de l'anneau. »

« Il va s'invaginer peu à peu et former aussi une sorte de bou« chon qui remplira l'anneau ombilical. La rétraction en long, « subie par les vaisseaux et l'ouraque, est bien propre à nous « rendre compte de cette invagination. »

Nous admettons sans aucune restriction cette théorie, aujourd'hui surtout que la région ombilicale et principalement l'ombilic ont été de notre part l'objet d'une étude approfondie. Velpeau avait annoncé que les vaisseaux cutanés s'arrêtent brusquement à la base du cordon, et cet arrêt brusque des vaisseaux est le meilleur argument pour la défense de l'opinion qu'il soutenait. Mais ce n'était là à notre avis qu'une démonstration bien ébauchée de ce qui se passe lors de la chute du cordon, et une indication insuffisante des causes qui président à cette séparation. Nous allons reprendre cette explication telle que nous la concevons.

Deux causes principales tiennent sous leur dépendance la chute du cordon :

1º L'absence des vaisseaux dans la membrane de Warthon, ainsi que dans la partie des vaisseaux ombilicaux situés en dehors de l'abdomen.

2º La présence de vaisseaux très-multipliés, non-seulement au pourtour de l'anneau ombilical, mais encore sur les parois des vaisseaux ombilicaux dans leur trajet intra-abdominal.

Depuis longtemps, il est admis que la membrane enveloppante du cordon est complétement dépourvue de vaisseaux. J'ai voulu m'en assurer et aucune des injections, quelque pénétrantes qu'elles aient été, n'est arrivée sur cette membrane, quoique j'aie fait l'injection par l'aorte descendante et par les vaisseaux ombilicaux. J'ai préparé et tendu une pièce sèche, sur laquelle quelques centimètres de la membrane de Warthon sont conservés;

il n'y a pas trace de vaisseaux. La même pièce m'a servi à faire voir qu'il n'y en a pas plus sur la partie des vaisseaux ombilicaux, située hors de l'abdomen. Mais nous savons qu'un auteur allemand, M. Koester, a trouvé des lymphatiques dans le tissu muqueux appelé gélatine de Warthon. Ce premier fait nous a déjà montré que le cordon séparé du placenta devait infailliblement se mortifier. Il fallait nous rendre un compte plus exact et surtout plus détaillé du point précis où se détachait le cordon ombilical. Nous avons trouvé dans la richesse de la vascularité et dans la disposition des artères de la région une explication qui nous paraît aussi probante que possible. Velpeau avait indiqué que les vaisseaux s'arrêtent brusquement au niveau de l'ombilic, mais il n'avait pas insisté sur cette disposition vasculaire : il n'avait pas parlé de la vascularité des vaisseaux ombilicaux. Personne depuis lui, que je sache, n'avait comblé cette lacune. Loin de nous l'idée d'exagérer la valeur de nos recherches ; elles ne sont qu'un complément de la théorie de Velpeau, et en ayant puisé l'idée dans cette théorie même, nous en attribuons le résultat à notre illustre et bien regretté maître.

Ainsi que nous l'avons déjà dit, l'anneau fibreux de l'ombilic est muni d'un réseau artériel des plus riches ; tantôt ce réseau affecte la forme rayonnée, tantôt il est irrégulièrement disposé au pourtour de l'anneau ombilical. Quatre branches artérielles concourent à le former : les artères épigastriques, les vésicales et l'hépatique. De ce plexus artériel partent des radicules qui traversent l'aponévrose et qui, arrivées à l'extrémité du prolongement cutané ombilical, se réfléchissent en formant des flexuosités. Cette direction sinueuse que l'on remarque tout autour du bourrelet cutané a pour but de ralentir le cours du sang et d'assurer la nutrition de la peau. Il n'est pas rare de rencontrer ces flexuosités sur les artérioles, avant même qu'elles n'aient formé le cercle vasculaire de l'anneau.

Une disposition plus remarquable encore se constate sur les vaisseaux, qui, nous l'avons signalé plus haut, sont couverts de plexus vasculaires, d'artérioles assez grosses pour être aperçues, même à première vue et sans injection. Ces plexus artériels fournis par l'artère hépatique et les épigastriques à la veine ombilicale, viennent pour les artères ombilicales des artères vésicales et épigastriques.

Tous ces plexus communiquent entre eux ainsi qu'avec le cercle vasculaire de l'anneau ombilical. Ces trames artérielles, destinées aux vaisseaux de l'ombilic, s'étendent sur ceux-ci de l'anneau jusqu'au sinus de la veine porte pour la veine, jusque sur les parties latérales de la vessie pour les artères ombilicales; ou pour mieux préciser encore, jusqu'au niveau des premières collatérales de ces artères.

Si l'on compare ces énormes *vasa vasorum* avec ceux que l'on trouve sur les vaisseaux des autres régions, on est frappé de cette différence de calibre; car les uns s'aperçoivent sans préparation aucune; les autres ont besoin, pour être vus, de l'intervention du microscope ou de la loupe. Toutefois on a lieu de moins s'étonner de cette différence, si l'on se rappelle que les vaisseaux ombilicaux ne sont plus traversés par un courant sanguin, qui constamment renouvelle les sucs nutritifs des parois, mais que, destinés à devenir des cordons ligamenteux, ils doivent se nourrir à la façon des autres tissus.

Déjà, de cette richesse vasculaire des vaisseaux ombilicaux, opposée à l'absence complète de *vasa vasorum* sur les vaisseaux du cordon, on a sans doute déduit le phénomène le plus important de la chute du cordon ombilical; je veux parler de la séparation presque toujours au même point, c'est-à-dire au niveau de l'ourlet du prolongement cutané. La cause de cette séparation devient, selon nous, manifeste, en face de la description des vaisseaux que nous venons de faire. La membrane du cordon se mortifie au niveau de l'ourlet cutané, parce que les radicules du cercle artériel de l'anneau se réfléchissent à ce niveau sur la peau, sans passer sur la membrane de Warthon; les vaisseaux ombilicaux subissent la même mortification juste au même point, parce que leurs *vasa vasorum* s'arrêtent brusquement à ce niveau. Par là aussi s'explique la production insensible d'abord, plus accusée plus tard, du sillon qui annonce le travail d'élimination. Puis, comme toutes les fois qu'il y a élimination d'eschare, il se fait en même temps un peu d'inflammation, et par conséquent un épanchement plus ou moins considérable de lymphe plastique, celle-ci réunit les trois vaisseaux entre eux et leur fournit des connexions, qui deviendront de plus en plus intimes ; si la veine est entraînée, c'est que le pouvoir rétractile des artères l'emporte ; de là, sa faiblesse d'adhérence à l'anneau, que parfois la pression des viscères parvient à surmonter. Que cette lymphe plastique soit peu abondante, ou plutôt que les adhérences qu'elle doit produire soient entravées dans leur formation par les cris de l'enfant, ou toute autre cause moins connue, les éléments du cordon tendront à se dissocier et une anse intestinale se logera entre leurs adhérences qui se trouveront repoussées au dehors (hernie congénitale). Rappelons enfin que la cicatrice ombilicale sera déprimée et que le prolongement cutané, quelquefois longtemps persistant, tendra à faire de moins en moins saillie, par suite du retrait que les vaisseaux ombilicaux exercent sur ce prolongement de la peau ou scrotum ombilical, auxquels ils adhèrent. Ce repli cutané, par son invagination, comme le dit Velpeau, viendra compléter le bouchon destiné à fermer l'ouverture ombilicale.

CONCLUSION. — En résumé :

1° La chute du cordon se fait par suite d'un travail d'élimination identique à celui de la gangrène.

2° La séparation du cordon a lieu au niveau du sommet du prolongement cutané, c'est-à-dire à quelques millimètres de la paroi abdominale.

3° Elle se fait toujours en ce point, qu'il existe ou non une hernie, parce que c'est là que les vaisseaux de l'anneau fibreux et de la peau se réfléchissent, sans passer sur la membrane de Warthon, complétement dépourvue de vaisseaux sanguins, ce qui est admis par Virchow.

4° Elle se fait aussi à cet endroit, parce que c'est à ce niveau que les *vasa vasorum* des vaisseaux ombilicaux s'arrêtent et que plus loin, c'est-à-dire dans le cordon, ces *vasa vasorum* font complétement défaut.

5° Le retrait du prolongement cutané s'invagine et tend de plus en plus à former bouchon au devant de l'anneau fibreux ombilical, par suite de la rétraction incessante des vaisseaux ombilicaux, qui adhèrent au pourtour de ce prolongement.

6° Ce bouchon cutané, ainsi que la lymphe plastique, qui, produite au moment de l'élimination du cordon, en réunit les éléments, sont les deux agents d'occlusion de l'ouverture ombilicale.

7° Le tissu muqueux du cordon, ou gélatine de Warthon, ne présenterait qu'une seule espèce de vaisseaux, des lymphatiques qui prennent origine à la surface de la membrane d'enveloppe, mais dont le point de terminaison n'est pas indiqué par le Dr Koester, qui les a décrits.

8° Les faisceaux demi-circulaires auxquels M. le professeur Richet donne le nom de sphincter ombilical, ne jouent qu'un rôle très-accessoire dans la chute du cordon; leur principal usage me paraît être de renforcer l'anneau de l'ombilic.

*Développement de l'ombilic et vices de conformation
de la région ombilicale.*

Nous serons brefs sur ces deux points, car nous ne pourrions que répéter ce qui est parfaitement exposé dans les livres que tout le monde a entre les mains.

Relativement au développement de l'ombilic, qu'il nous suffise de rappeler les trois phases mentionnées par Velpeau.

La première est caractérisée par un état rudimentaire de l'abdomen, à peine séparée de la vésicule ombilicale. Cette période, qui répond à la fin du premier mois et s'étend au second, n'offre pas d'intérêt pour l'anatomie chirurgicale, celle dont nous nous occupons en ce moment.

Il n'en est pas de même des deux autres périodes : la seconde, ou période *allantoïdienne*, est caractérisée par l'atrophie de la vésicule ombilicale et le développement de l'allantoïde. L'abdomen, qui commence à se former, est largement ouvert, l'anneau ombilical à peine distinct. Si, par suite d'un arrêt de développement, il ne s'opère pas un retrait des intestins et des viscères et si les parois abdominales ne se complètent pas, l'enfant naîtra avec une hernie congénitale, bien différente des autres hernies, puisque les parties herniées ne sont pas sorties de la cavité abdominale, mais n'y sont jamais entrées. Cette hernie est sans contredit la plus grave, et sa gravité est d'autant plus grande que les parties herniées forment une tumeur plus considérable. Cette période répond aux deuxième et troisième mois.

Enfin la troisième période est celle à laquelle appartient la formation du cordon ; aussi s'appelle-t-elle *période placentaire*. A cette époque, l'ombilic est formé ; mais si quelque cause entrave la chute du cordon et les phénomènes qui l'accompagnent, il y aura issue de l'intestin, qui repoussera et écartera les éléments du cordon encore faiblement unis, et la hernie se fera par la partie supérieure qui présente le moins de résistance (hernie congénitale).

Les vices de conformation que l'on remarque à la région ombilicale peuvent porter sur les parois, sur les éléments qui traversent l'anneau et sur les viscères de l'abdomen.

Les conformations vicieuses qui ont pour siége les parois antérieures de l'abdomen consistent, soit dans une absence incomplète des différentes couches de tissus qui entrent dans la structure de ces parois, soit dans leur absence complète ; ou, en d'autres termes, une partie ou toute l'épaisseur des parois peuvent manquer. Ainsi, une portion des muscles droits et la peau peuvent faire défaut dans une étendue plus ou moins grande, et le péritoine ferme seul la cavité abdominale. Ruysch et Petit en signalent des exemples. Dans ces cas, presque toujours le péritoine se rompt et le vice de conformation se rapproche de celui où les parois manquent dans toute leur épaisseur. C'est à cette anomalie qu'il faut rapporter l'*exomphale congénitale*. L'étendue de cette absence de parois peut varier depuis quelques millimètres jusqu'à occuper toute la partie antérieure de l'abdomen.

Les anomalies relatives aux éléments qui traversent l'anneau ombilical, sont dues à la persistance de perméabilité de la veine, des artères et de l'ouraque. Nous ne parlerons que de la persistance de l'ouraque, celle de la veine nous ayant déjà occupé et celle des artères étant fort contestable.

Harvey et Muller ont trouvé souvent l'ouraque perméable dans une partie de son étendue et ont injecté du mercure dans sa cavité ; M. Cruveilhier et Boyer y ont trouvé des concrétions ; Littré enfin a rapporté plusieurs cas de fistules urinaires, venant s'ouvrir à l'ombilic et dues à la persistance de l'ouraque. Depuis, beaucoup d'autres auteurs, et Velpeau est du nombre, ont relaté des cas analogues. Portal est d'un avis contraire ; il dit que jamais l'ouraque n'est perméable, et que les cas de fistule dues à sa persistance, doivent être expliqués par une hernie de la muqueuse vésicale, à travers la couche musculaire ; qu'enfin, même pendant la vie utérine, l'ouraque ne se présente à aucune époque à l'état de canal, mais toujours à l'état de ligament plus ou moins dissocié. Depuis longtemps, l'opinion de Portal a été jugée fausse par tous ceux qui se sont occupés d'embryogénie. Tout le monde admet aujourd'hui que l'ouraque est, à un moment donné de la vie utérine, perméable. Laissons du reste, pour achever de juger la question, parler M. le professeur Sappey : « Chez l'embryon, l'ouraque se présente sous l'aspect d'un canal étendu de la vessie, où il prend naissance vers l'ombilic, par lequel il sort de l'abdomen à la vésicule allantoïde dans laquelle il vient s'ouvrir... Mais sa cavité s'oblitère promptement et l'on remarque qu'elle s'efface de sa partie terminale vers sa partie initiale, c'est-à-dire de la vésicule allantoïde vers l'ombilic ; cette dernière partie du canal allantoïdien, plus spécialement connue sous le nom d'ouraque, s'oblitère ordinairement vers le milieu de la grossesse, souvent plus tôt, quelquefois plus tard. »

Les vices de conformation qui dépendent des viscères sont les fistules intestinales dues à un diverticule de l'intestin grêle, venant s'ouvrir à l'ombilic, et, selon quelques auteurs, l'*exstrophie* ou *introversion de la vessie*.

La première de ces anomalies a été signalée deux fois par le Dr King (*Arch. gén. de méd.*, 1844, t. IV). Dans les deux cas, cette mal-formation consistait dans un diverticule de l'intestin, qui, adhérant à la partie postérieure de l'ombilic, versait au dehors, par une fistule, les matières intestinales.

L'*exstrophie*, appelée aussi *inversion congénitale* ou *introversion de la vessie*, doit rarement se montrer à la région ombilicale. Aussi n'en aurions-nous pas parlé si nous ne l'avions vue donnée comme cause de fistule urinaire ombilicale (thèse 1829, Chaumel Duplanchat). Nous ne faisons que mentionner ce vice de conformation, qui appartient d'autant plus à la région hypogastrique qu'il ne se produit que lorsqu'il y a arrêt de développement, état rudimentaire de la vessie. On comprend donc difficilement qu'elle puisse venir apparaître à la région ombilicale. Quoi qu'il en soit, l'exstrophie est constitué par l'absence de la paroi antérieure de la vessie et la saillie, à travers les parois abdominales, de la paroi postérieure.

SECONDE PARTIE

Fistules hépatiques ombilicales.

De toutes les fistules qui peuvent s'observer dans la région ombilicale, la fistule biliaire ou hépatique est sans contredit l'une des plus rares. A peine mentionnée dans les auteurs classiques, mise même presque en doute par quelques-uns, cette variété de fistules est importante à bien connaître. Car si, lorsqu'elle est située à l'hypochondre, son diagnostic est facile, il est souvent entouré des plus grandes difficultés, quand elle est venue s'ouvrir à la région ombilicale, c'est-à-dire plus ou moins loin de l'organe qui en a été le point de départ. Qu'il nous suffise, pour le moment, de signaler cette difficulté, sur laquelle nous reviendrons plus loin, pour justifier les détails que comporte l'histoire de ces fistules.

Les fistules hépatiques succédant tantôt à une tumeur calculeuse, tantôt à une hydatide et d'autres fois à un abcès du foie, il y a lieu de distinguer trois variétés dans leur étude.

La première, comprenant les fistules dites calculeuses, nous occupera d'abord; c'est celle que l'on a observée le plus fréquemment; puis viendront les fistules hydatiques; enfin la troisième variété comprendra les fistules consécutives à la suppuration hépatique.

Article Ier.

Fistules calculeuses.

Historique. — Tous les auteurs qui ont écrit sur l'affection calculeuse du foie donnent, comme une des terminaisons les plus rares, l'issue des calculs à travers les parois antérieures de l'abdomen. Dans presque tous, cependant, on trouve un certain nombre d'observations relatives à ce mode de terminaison. Mais, si l'on vient à vouloir préciser le point de sortie des calculs, et si, rejetant tous les autres cas, on n'admet que ceux dans lesquels le calcul s'est ouvert une voie à travers la région ombilicale, le nombre des observations devient alors très-restreint. C'est à peine si la lecture des ouvrages anciens de Sœmmering, de J. P. Frank, de Petit, de Bricheteau, de Boyer, nous en fournit quelques rares exemples, reproduits du reste dans les Dictionnaires en 60 volumes et en 30 volumes. Ces différents cas sont d'ailleurs également rapportés par M. Fauconneau-Dufresne, dans son *Traité d'affection calculeuse du foie*. Dans ce travail, riche de faits nouveaux, l'auteur cite seulement deux nouvelles observations de fistules biliaires ombilicales; les autres sont relatives à des fistules de l'hypochondre droit. Ces deux cas, joints à ceux que nous ont donnés nos recherches dans les journaux de médecine de France et étrangers et à celui que nous avons observé dans le service de M. le professeur Richet, à la Pitié, ont porté à huit le nombre de faits que nous avons pu recueillir.

Anatomie pathologique. — L'anatomie pathologique de ces fistules ne présente rien de particulier; elle est en tout semblable à celle des fistules qui viennent s'ouvrir à l'hypochondre droit. Du reste, ainsi qu'on le verra dans le pronostic, rarement on a l'occasion de constater les signes nécroscopiques. Une seule fois chez les huit malades dont nous rapportons l'observation, l'affection calculeuse a causé la mort et encore ce n'est qu'au bout d'un temps long; la malade, âgée de 65 ans, succomba plutôt à l'état de souffrance et de dépérissement que produisaient les coliques hépatiques, qu'à des accidents provoqués par la fistule biliaire. La rareté d'une terminaison fatale nous dispensera donc d'entrer dans de longs détails sur l'anatomie pathologique des fistules calculeuses biliaires.

Chez la malade dont on a eu l'occasion de faire l'autopsie (obs. 5), on put constater que le trajet fistuleux se terminait, après 3 centimètres de longueur, dans une cavité ou cul-de-sac anfractueux. Malheureusement il n'est pas dit dans l'observation si cette cavité inégale était le point de départ d'autres trajets fistuleux. Les renseignements nous manquent; mais l'existence de ces trajets prolongeant la fistule et la faisant communiquer avec la vésicule biliaire est extrêmement probable, surtout lorsqu'on se rappelle qu'il s'agit d'une malade qui a rendu à plusieurs reprises, pendant plus d'une année, un nombre plus ou moins considérable de calculs. Du reste, ne sommes-nous pas autorisés à supposer que les choses devaient être ainsi, quand nous les rencontrons dans tous les cas de fistules à l'hypochondre droit, dont on a pu faire l'examen cadavérique? Très souvent, dans les observations que rapporte M. Fauconneau-Dufresne, on a constaté à l'autopsie la disposition que nous venons de signaler : de la cavité présentant des cloisonnements, des anfractuosités plus ou moins nombreuses, partait un ou plusieurs conduits fistuleux, qui tous aboutissaient, après un trajet très-variable, dans la vésicule. La formation de cette cavité est très-facile à expliquer : Qu'il arrive en effet que le calcul, chassé de la vésicule par un effort et après des douleurs vives, s'arrête dans le trajet qu'il doit parcourir,—et cela arrive presque toujours,—il va, par son séjour dans un des points de sa pérégrination, former une cavité, qui sera d'autant plus spacieuse qu'il y séjournera plus longtemps. Si son arrêt n'est que de courte durée et si presque aussitôt de nouveaux efforts le chassent au dehors, les tissus reviendront sur eux-mêmes et il n'y aura pas de cavité. Mais, ainsi qu'il est facile de s'en convaincre en lisant les observations 5, 6, 2, 3, 4, c'est le cas le plus rare; bien souvent le malade est pris d'une vive douleur, un abcès se forme, s'ouvre, et par l'ouverture on constate à l'aide du stylet un calcul arrêté tantôt à 1 centimètre de l'orifice cutané, tantôt à une distance qui peut atteindre 4, 5 et quelquefois 6 centimètres. Dans l'observation 3 , l'on put constater sur le vivant la disposition anfractueuse et les pertuis de cette cavité, dès que le calcul eut fait saillie au dehors.

Chez la malade qui a fait le sujet de l'observation 5 et dont on put faire l'autopsie, on ne donne que bien incomplétement les caractères de la vésicule. Il est dit seulement, qu'augmentée de volume et comme infiltrée de matières bilieuses, elle était transformée en une petite tumeur très-dure, de forme ronde, de la grosseur d'une noisette et renfermant un calcul semblable à ceux qui étaient sortis. Quelque incomplet que soit cet examen, ne nous fait-il pas pressentir que dans d'autres cas il y a non pas un seul, mais plusieurs calculs; que les parois de la vésicule sont épaissies et que, si dans l'observation indiquée il n'est pas question d'adhérences avec les parties voisines, celles-ci doivent cependant existér dans la majorité des cas. Toutes ces hypothèses se trouvent du reste justifiées par les autopsies de malades ayant présenté des fistules à l'hypochondre, lesquelles ont une similitude parfaite, sous le rapport de l'anatomie pathologique, avec celles qui ont leur siége à l'ombilic. Or, d'après les quelques autopsies relatées dans le mémoire de M. Fauconneau-Dufresne, on voit que la vésicule était littéralement cachée au milieu d'adhérences, que sa cavité était fort irrégulière, qu'elle contenait un ou plusieurs calculs enchatonnés, qu'elle offrait parfois des prolongements; que dans tous les cas les parois étaient épaissies.

Enfin, dans l'observation que nous avons rappelée on trouva le canal hépatique oblitéré par un calcul; il est aisé de comprendre que les autres canaux biliaires peuvent aussi contenir des concrétions de même nature.

Étiologie. — Les observations, d'accord avec les causes que l'on rencontre dans tous les auteurs au sujet des calculs du foie nous ont montré que la femme est plus sujette aux fistules biliaires que l'homme. Est-il nécessaire d'en conclure que plus souvent aussi chez elle on rencontre cette variété de fistules à la région ombilicale? Sur huit faits observés, sept sont relatifs à la femme, et, parmi ces huit personnes atteintes de fistules calcu‑ leuses, sept encore avaient dépassé 40 ans, la huitième, âgée de 53 ans, rendait des calculs par l'ombilic depuis l'âge de 23 ans. Ces remarques font voir que la cause attribuée à l'âge se trouve une fois de plus confirmée. Je n'en dirai pas autant des autres détails étiologiques, mentionnés dans tous les livres classiques et ayant trait à la profession, à l'alimentation, à l'ha‑ bitation, etc. Nos observations sont trop peu nombreuses, et trop dissemblables à ce point de vue, pour que nous puissions rien conclure à ce sujet. Nous ne pouvons nous en tenir qu'à des probabilités et dire qu'on ne voit pas pourquoi ces causes, si tant est qu'elles agissent autant qu'on a voulu le faire croire, n'auraient pas autant d'influence sur la production des fistules ombilicales hépatiques, que sur celle des autres accidents pro‑ voqués par l'affection calculeuse du foie.

SYMPTÔMES.

Les fistules biliaires ombilicales donnent lieu à un ensemble de symptômes que nous croyons utile, pour la facilité de l'étude, de diviser en :

Symptômes précédant la fistule ou prodromiques.

Symptômes après la formation de la fistule, ou simplement *symptômes de là fistule.*

I. *Symptômes prodromiques ou précurseurs.* — Rarement ces prodromes de la fistule font complétement défaut. Dans les cas, en effet, où on a cru à leur absence, on a été trompé soit pour la fugacité des douleurs, soit par le courage du malade, qui n'a cessé son ouvrage que lorsqu'il a vu apparaître un abcès à la région ombilicale. Dans tous les cas, si l'on questionne de près le malade, il sera facile de reconnaître que, depuis un temps plus ou moins long, il souffrait dans l'hypochondre droit et vers l'épigastre, quelquefois dans l'épaule. La douleur à l'hypochondre droit est constante; mais elle varie presque à l'infini dans son caractère et surtout dans son intensité; depuis la douleur la plus vague, la plus erratique, jusqu'à celle qui acquiert le plus d'acuité. Quelquefois (obs. 8) cette douleur s'irradie vers la région hypogastrique et à l'ombilic. Son caractère n'a rien de spécial; elle n'est pas expulsive comme celle des coliques hépatiques et cela trouve son explication dans le siége même des calculs qui, en général, sont dans la vésicule et non dans les conduits biliaires. L'irritation due à la présence des calculs existe bien aussi pour la vésicule; mais elle est incomparablement plus faible que dans les canaux hépatiques, dont le calibre est en grande partie oblitéré par la concrétion. C'est là, je crois, l'explication de la différence de douleur, et si parfois celle-ci devient expulsive, c'est que des calculs occupent à la fois l'un des conduits biliaires et le réservoir cystique.

Cette douleur, qui le plus souvent n'est qu'un malaise, reste pendant un temps très-variable le seul symptôme; les malades continuent de vaquer à leurs travaux; leur santé n'est que peu altérée, à moins qu'il n'existe en même temps des accès de coliques hépatiques (obs. 8) qui épuisent les forces et entravent les fonctions digestives. Mais ces cas sont rares; le plus souvent la présence des calculs biliaires dans la vésicule est, pendant un certain temps, compatible avec la santé, jusqu'au moment où d'autres symptômes signalent le développement d'une tumeur. Ces symptômes sont du gonflement, de l'empâtement de la région ombilicale qui est douloureuse à la pression. Ce gonflement, sans limites bien précises, tantôt se continue d'une manière évidente avec le lobe droit du foie, et quelquefois même on peut reconnaître que la vésicule fait suite à la tumeur (obs. 8, 5), tantôt, et c'est le cas le plus fréquent, celle-ci se perd insensiblement dans la profondeur du ventre et il est de toute impossibilité de constater sa continuité avec le foie (obs. 1) ; cela est d'autant plus difficile que, dans la grande majorité des cas, la glande hépatique n'a pas augmenté de volume. D'autres fois, enfin, on ne reconnaît l'existence d'une tumeur qu'au moment où, convertie en abcès, elle va faire place à la fistule (obs. 2, 3). Le siége de la tumeur varie autant que son existence même ; elle peut occuper à la fois l'hypochondre, l'épigastre et la partie sus-ombilicale ; elle peut ne siéger qu'au niveau de cette dernière ; ou bien se porter à droite, à gauche, ou enfin au-dessous de la cicatrice ombilicale. Parfois même (obs. 2), il a existé deux tumeurs en des points différents, l'une au-dessus et l'autre au-dessous de l'ombilic.

Rien de précis non plus sur le volume de cette tumeur, qui peut n'être que de la grosseur d'une noix, d'une noisette, ou présenter le volume d'un poing d'adulte. Elle peut même « prendre, dit M. Le Clerc (de Caen), d'énormes proportions » (obs. 7). Dès son début, la tumeur est douloureuse, ce qui ne doit pas étonner, si l'on se rappelle son mode de développement et l'effort que fait la nature pour se débarrasser d'un corps étranger. Cet effort, qui nécessite un travail inflammatoire, doit donc s'accompagner de signes locaux (douleur plus ou moins vive, augmentant par la pression, empâtement, sensibilité de tout le ventre) et d'un retentissement général d'autant plus prononcé, que la tumeur affecte une marche plus rapide. A peine sensibles dans quelques cas (obs. 2, 3, 4, 5, 7), ces symptômes généraux prennent quelquefois une intensité très-grande et donnent lieu à des vomissements, à du ballonnement du ventre (obs. 6 et 8). Très-rarement il y a de la fièvre, et, lorsqu'elle existe, elle tombe immédiatement après la formation de l'abcès ; quelquefois aussi on constate un ou deux petits frissons répondant à la formation du pus. C'est alors qu'un autre signe est constaté et va bientôt mettre fin à cette première période, je veux parler de la fluctuation. Jamais ce symptôme ne manque ; mais souvent par sa courte durée il échappe à l'examen du chirurgien; le plus souvent la tumeur reste fluctuante un ou plusieurs jours, rarement ce dernier état de la tumeur ne dure que quelques heures. Quand on est appelé à constater la fluctuation, il peut se faire qu'elle donne la sensation d'une petite tumeur réductible, surtout quand son volume est petit (obs. 2, 3); mais ce cas est rare, et le plus souvent elle est franchement fluctuante, elle donne la sensation d'un phlegmon de la paroi abdominale; elle en a du reste la rougeur et la chaleur à la peau. Cette fluctuation n'existe le plus souvent qu'en un point, quelquefois en deux, mais très-rarement elle est constatée dans toute la tumeur, à moins que celle-ci ne soit d'un petit volume. Abandonnée à elle-même, la tumeur, devenue abcès, s'ouvre bientôt sous l'influence d'un effort ou d'un mouvement du malade; un pus plus ou moins abondant, tantôt séreux, tantôt sanguinolent, d'autres fois mélangé à des matières biliaires, mais rarement de bonne nature (obs. 5), s'échappe de l'ouverture, entraînant quelquefois un ou plusieurs calculs; puis l'ouverture reste béante, elle fournit un suintement dont la quantité varie, la fistule biliaire est établie. Le plus souvent le chirurgien seconde les efforts de la nature, il ouvre l'abcès, et, si des calculs ne s'échappent pas, il peut croire à un abcès simple des parois de l'abdomen; erreur d'autant plus justifiable, que cet abcès est souvent éloigné du foie, et que cet organe ne présente aucun trouble; presque jamais, en effet, il n'y a d'ictère. Nous verrons plus tard que là ne s'arrêtent pas les difficultés que l'on rencontre dans l'histoire de cette maladie. Ajoutons, pour terminer cette étude de symptômes, que la tumeur biliaire, pour arriver à la suppuration, met un temps d'une durée fort variable; parfois quelques jours suffisent (obs. 3), le plus souvent il lui faut six semaines à deux mois (obs. 2, 4), parfois quelques mois (obs. 7); dans d'autres cas enfin, elle reste une année avant d'arriver à la dernière période (obs. 6).

II. *Symptômes de la fistule.* — Ce sont ceux que l'on trouve

après l'ouverture soit spontanée, soit provoquée de l'abcès, et
qui, à une époque plus ou moins éloignée de leur début, per-
mettent de reconnaître la nature de la fistule.

Celle-ci présente à la peau de la région ombilicale un seul
ou plusieurs orifices; le plus souvent cependant un orifice unique existe; son siége varie fréquemment. On ne peut, comme
pour l'abcès du foie, invoquer, en faveur du siége, la présence
du ligament falciforme, qui, en conduisant le pus, le fait apparaître vers la moitié supérieure de la cicatrice ombilicale. Toutes
les parties de la région ombilicale peuvent être le point d'apparition de la fistule, qui se trouve tantôt au-dessus, tantôt au-
dessous, à droite ou à gauche du nombril. Néanmoins, le relevé
de nos observations pourrait nous faire croire que le plus souvent la fistule a son orifice cutané au-dessous de la cicatrice
ombilicale; mais on comprend combien ce siége est peu important à connaître d'une manière précise. Quel que soit le nombre
d'orifices fistuleux que l'on constate à la surface de la région
ombilicale, ces orifices n'offrent d'abord rien de particulier;
leurs bords ressemblent à ceux de toutes les plaies, de toutes
les ulcérations; mais, pour peu que l'ouverture persiste depuis
quelque temps, elle prend des caractères que nous devons signaler.

Cet orifice cutané est de dimensions très-variables, mais en
général petites; rarement il acquiert en diamètre quelques millimètres; le plus ordinairement c'est un pertuis facilement dila-
table par le stylet, et, ainsi que nous le ferons remarquer, par
les cordes à boyau et les éponges préparées. Ces bords sont la
plupart du temps fongueux, saignant avec la plus grande facilité et offrant beaucoup de mollesse, ce qui tient à la production incessante de fongosités tendant à boucher l'orifice, et
que l'on est souvent obligé d'arrêter par la cautérisation. Il
n'est cependant pas rare de trouver des bords tantôt amincis,
avec un décollement de la peau plus ou moins étendu; tantôt,
au contraire, durs, calleux, ainsi que Boyer l'a mentionné au

sujet des fistules biliaires, dans ses *Cliniques chirurgicales*. Souvent cet orifice cutané se ferme pour quelques jours, puis s'ouvre de nouveau et présente pendant longtemps ces alternatives tant qu'il reste des calculs à sortir.

A chacun des orifices cutanés succède un trajet fistuleux. Le plus souvent il n'en existe qu'un seul, dont le calibre et la direction peuvent varier à l'infini. — Ainsi, l'on trouve assez fréquemment que ce trajet aboutit, après 1 ou 2 centimètres, dans une cavité, et que de cette cavité anfractueuse, tapissée d'une membrane tomenteuse, partent d'autres conduits fistuleux, suivant diverses directions. C'est ce que présentait le malade de M. Leroy des Barres (de Saint-Denis). C'est aussi ce qu'ont présenté les malades qui font le sujet des observations 4 et 5. Dans ces cas, la première partie du trajet fistuleux est directe ; puis celui-ci suit une direction sinueuse qui empêche le stylet d'explorer plus loin. Quelquefois, en dilatant la première portion du conduit fistuleux, on peut pénétrer plus profondément et arriver même jusqu'à l'extrémité de la fistule, après plusieurs séances de tâtonnements et de précautions. Ce sont des explorations aussi patiemment répétées qui permirent à M. le Dr Vacher de démentir, en arrivant, après bien des tentatives sur le calcul, un pronostic mortel, porté par un professeur de cette Faculté, dans un cas de fistule biliaire. Ce professeur attribuait la fistule à une lésion siégeant en dehors du foie et devant entraîner nécessairement, dans un temps plus ou moins éloigné, la mort de la malade. Celle-ci rendit plusieurs calculs et guérit (obs. 2). Chez cette malade, il y avait eu d'abord une fistule au-dessus du nombril ; puis, plusieurs mois après, il s'en était montré une au-dessous, après la cicatrisation de la première. Le stylet, lors de l'examen de M. Vacher, arrivait bien au niveau de la première fistule ; mais arrêté à ce point, il fallait le contourner, l'essayer dans diverses directions, pour le faire pénétrer plus avant, et ce n'est qu'en se servant de la dilatation avec les éponges et la corde à boyau, aidées de l'incision, que l'on arriva sur le calcul. Ces mêmes difficultés se rencontrèrent chez la malade du service de M. Richet; ce ne fut qu'après plusieurs tentatives qu'il fut permis d'atteindre un corps dur; les autres observations nous offrent des exemples à peu près semblables. Il nous suffit d'avoir rappelé les deux précédents, pour donner une idée des sinuosités que parcourent les calculs, avant d'arriver à la surface des parois abdominales. — Disons encore que ces trajets fistuleux, quelle que soit la direction qu'ils affectent, ont un calibre qui n'a rien de régulier et qui varie pour les différentes portions d'une même fistule, en offrant çà et là des renflements et des parties rétrécies.

Nous venons de parler de l'exploration à l'aide du stylet, pour montrer la sinuosité des trajets fistuleux; nous devons maintenant y insister davantage, car c'est là l'un des moyens les plus sûrs de diagnostic. Souvent au début, cette exploration reste infructueuse; mais tôt ou tard elle permet de reconnaître la présence d'un calcul. Il ne faut donc pas se contenter d'un seul examen, il faut y revenir souvent; il faut y apporter le plus grand soin, et, si besoin est, faciliter l'exploration au stylet, en faisant des débridements, ou mieux des dilatations lentes et progressives. Il est assez fréquent de voir sortir, avec le flot de pus qui annonce l'établissement de la fistule, un assez gros calcul, ou plusieurs petites concrétions; le diagnostic est porté, il s'agit d'une fistule biliaire; il faut cependant introduire le stylet et chercher, attentivement, si d'autres calculs n'existent pas (obs. 3 et 8). — Le plus souvent la fistule s'établit sans donner issue à un calcul, et ce n'est qu'au bout de plusieurs jours (obs. 4), quelques mois (obs. 5) et même plusieurs années (obs. 7) qu'il paraît à l'ouverture ombilicale. Quelquefois même (obs. 2) il faut aider la nature à se débarrasser de ce corps étranger, et disons-le, par anticipation, il y a, dans l'immense majorité des cas, avantage à la seconder dans ce travail d'élimination. C'est pourquoi nous ne saurions trop insister sur les explorations fréquemment faites avec le stylet. Il est vrai qu'on rencontre quelques difficultés; mais presque toujours on arrive à les tourner. Ainsi, outre les sinuosités du trajet, on se trouve souvent arrêté par des brides néo-membraneuses, bouchant plus ou moins la lumière du trajet, il est rare qu'on ne parvienne pas soit à les détruire, soit à les franchir. Une difficulté plus sérieuse consiste dans ce que le stylet n'arrive pas sur le calcul. Cela malheureusement est loin d'être rare; il suffit pour s'en convaincre de se rappeler après quelles patientes tentatives M. Vacher y parvint; son exemple devra donc encourager le chirurgien, dès qu'il soupçonnera l'existence d'une fistule hépatique. C'est en faisant varier la direction du stylet, en l'introduisant souvent et à plusieurs reprises, en le laissant parfois quelque temps dans le trajet et essayant de nouveau de le pousser plus avant, qu'on arrivera au bout d'un certain temps, même dans les cas les plus difficiles, à percevoir le *son caractéristique* de la concrétion biliaire. Là encore réside une difficulté; on est arrivé sur le calcul; le son perçu par le stylet permet-il d'affirmer la présence d'un calcul biliaire, ce son est-il toujours aussi caractéristique que nous venons de le dire? Non assurément; mais les cas où cette exploration peut induire en erreur sont si rares, qu'on peut à la rigueur n'en tenir pas compte. Si, dans le cas observé avec M. le professeur Richet, le son perçu ne nous a pas révélé la nature de la tumeur, c'est moins à cause des qualités du son même que parce que la tumeur, située à la région sous-ombilicale, éveillait d'autant moins en nous l'idée d'une tumeur calculeuse du foie, que nous n'avions constaté ni une augmentation de cet organe, ni la plus légère teinte ictérique. — Nul doute, si nous nous étions aperçu de quelques troubles du foie, que nous eussions reconnu qu'il s'agissait bien d'un calcul biliaire. Néanmoins, lorsque celui-ci a une consistance molle, comme crayeuse, ou bien lorsqu'il existe un grand nombre de pierres, le stylet peut faire percevoir un son moins net, et l'erreur est possible; mais, dans le second cas, la sortie d'une certaine quantité des petites concrétions éclairera le diagnostic.

Un mot maintenant sur la nature du liquide fourni par les fistules omiblicales biliaires. Nous avons déjà appelé l'attention sur le peu de fréquence d'un pus de bonne nature, au moment de l'ouverture de l'abcès. Lorsque la fistule est établie, jamais le pus ne revêt ces caractères du pus de phlegmon ; presque toujours il est séreux, teint par le sang, ou par les matières de bile, il est donc rougeâtre ou verdâtre. Plus ou moins abondant, au moment de la formation de la fistule biliaire, il diminue bientôt, et au bout de quelques jours il ne consiste plus qu'en un sointement séro-purulent. Dans l'observation (obs. 1) qui nous est personnelle, la malade rendait peu de pus, mais il coulait par les deux orifices d'une manière permanente ; quelquefois une croûte se formait sur un de ces orifices et cette occlusion temporaire augmentait l'écoulement de l'autre ouverture. Chez cette malade, le pus était séreux, parfois mélangé à un peu de sang ; mais à aucune époque de la maladie nous n'avons pu constater des éléments de la bile. Parmi les observations que nous avons recueillies, il est dit dans plusieurs d'elles que le pus était sanieux et fétide (obs. 7), séro-muqueux (obs. 4), séreux (obs. 3) ; cette diversité dans les caractères du pus prouve assez qu'il n'offre aucune qualité spéciale dans ce genre de fistules. Quant à ce qui est de l'écoulement de la bile, c'est un phénomène rare ; je ne l'ai trouvé mentionné que dans un seul cas (obs. 2), quoiqu'on le retrouve dans la description que Boyer a faite des fistules biliaires. Enfin, je dois encore ajouter que la tumeur du début persiste, avec un volume un peu moindre, après même l'établissement de la fistule ; les téguments sont rouges, empâtés, la pression est douloureuse et fait sortir en général une certaine quantité de liquide séro-purulent.

Marche, durée, terminaisons. — Que deviennent les fistules calculeuses de l'ombilic?

Presque toujours elles guérissent, au bout d'un temps plus ou moins long, et après avoir présenté dans leur marche des phases bien différentes.

Ainsi, dans quelques cas, un abcès se forme, il donne issue à un calcul et à du pus; puis la fistule s'établit et se cicatrise au bout de quinze à vingt jours pour ne plus se rouvrir (obs. 3); d'autres fois, la cicatrisation se fait attendre plus longtemps; il peut sortir plusieurs calculs à des intervalles plus ou moins éloignés; ils peuvent, à cause de leur volume, être retardés dans leur sortie; ou bien il s'en forme d'autres, et un liquide séro-purulent entretient ouvert le trajet fistuleux; on a vu sortir deux, trois et quatre concrétions biliaires et un nombre beaucoup plus grand de petites. Les intervalles qui séparaient la sortie de ces calculs étaient de quelques jours à plusieurs années, et, dans ce dernier cas, les fistules offraient des alternatives de cicatrisation et de réouverture. C'est dire que les malades ne guérissaient qu'au bout de quelques semaines, ou de plusieurs années; mais la guérison, pour se faire attendre, n'en arrivait pas moins. Une seule fois la malade succomba à un ictère grave; mais il faut ajouter qu'elle présentait depuis nombre d'années de vives et longues attaques de coliques hépatiques. La plupart du temps ces fistules biliaires n'apportent pas de grands dérangements dans la santé des individus qui en sont atteints. Au moment de la sortie des calculs, il survient quelques phénomènes d'inflammation locale; rarement des nausées, du tympanisme, de la fièvre, à moins qu'il n'y ait eu une exploration un peu prolongée, comme cela arriva chez notre malade du service de M. Richet; ou bien lorsque le calcul trop volumineux ne peut sortir (obs. 6); dans ces deux cas, mais surtout dans le dernier, il survient de l'anorexie, de l'amaigrissement, des sueurs nocturnes qui persistent jusqu'au moment de sortie du calcul. Le malade éprouve alors un bien-être indéfinissable, et promptement il revient à la santé, si toutefois un autre calcul ne le menace pas.

Nous n'avons plus, pour compléter la symptomatologie des calculs biliaires issus par l'ombilic, qu'à dire quelques mots de leurs caractères. Nous serons bref sur ce point, car on conçoit qu'ils doivent ne pas différer de ceux qui, par tous les auteurs, sont assignés aux concrétions du foie.

Leur volume varie depuis celui d'un grain de millet, jusqu'à celui d'un pois (obs. 3), d'une aveline (obs. 1) et même d'un œuf de pigeon (obs. 2, 6, 7). Leur volume est en raison inverse de leur nombre ; ainsi, tandis qu'on trouve chez des malades trois ou quatre calculs de moyenne grosseur, sortis successivement (obs. 2, 6, 1), on en voit chez d'autres sortir un très-grand nombre, quatorze et plus (obs. 4) de la grosseur d'un grain de millet. En général, quand ils sont petits, ils présentent des facettes, qui manquent sur les calculs de grosseur moyenne ; ceux-ci sont ovalaires, lisses, rarement à surface dépolie.

La consistance de ces concrétions est le plus souvent dure résistante au toucher ; rarement elles sont molles, crayeuses. Ordinairement jaunâtres, graissant le doigt, elles brûlent très-facilement à la flamme d'une bougie. Elles sont composées en grande partie de cholestérine.

DIAGNOSTIC DES FISTULES CALCULEUSES OMBILICALES.

Le diagnostic de ces fistules doit être étudié avant la formation de la fistule et lorsque celle-ci est établie, car dans quelques cas c'est par les commémoratifs et l'existence de la tumeur biliaire, qu'on arrivera à reconnaître la nature de ces fistules.

Si en effet la tumeur qui a précédé la fistule est située sur les confins de la région sus-ombilicale et si surtout elle se prolonge dans l'hypochondre droit, il y a de grandes probabilités pour qu'il s'agisse d'une tumeur biliaire. Si, au contraire, située au-dessous de l'ombilic, cette tumeur n'offre aucune connexion avec le foie, le diagnostic restera incertain et plusieurs hypothèses se présenteront à l'esprit. On pourra tour à tour penser à un phlegmon de la paroi abdominale, à un abcès stercoral, à un abcès froid, à une tumeur syphilitique, à une inclusion fœtale, à tout souvent, excepté à la tumeur biliaire, tant elle est éloignée de l'organe qui lui a donné naissance. Les signes fournis par la tumeur avant la formation de la fistule, seront d'un grand secours, surtout quand elle aura son siége à la région de l'hypochondre avec un prolongement vers l'ombilic (obs. 4, 5, 6); car, lorsqu'elle existe en ce point, on ne pourrait la confondre qu'avec un kyste hydatique ou un abcès. Or, il sera ordinairement facile d'écarter l'idée d'un kyste qui offre dès le début de la fluctuation dans toute son étendue; tandis qu'elle n'existe que sur un point pour la tumeur biliaire; de plus quelquefois il est possible de sentir le frémissement; mais ce signe est rare et on s'exposerait à bien des déceptions, si l'on croyait toujours le trouver.

Un autre symptôme, lorsqu'il existe, est d'une bien autre valeur ; c'est la disposition du malade aux coliques hépatiques; s'il y est sujet et si une tumeur se montre aux environs du foie, il faut penser de suite à une tumeur biliaire. (Obs. 6 et 8). En l'absence de ce signe, on pourra s'aider d'une ponction exploratrice qui fera reconnaître la présence des hydatides, si l'on a affaire à un kyste et qui ne sera que peu dangereuse s'il s'agit d'une tumeur calculeuse.

Un abcès du foie par les symptômes graves du début (fièvre, vomissements, quelquefois ictère, hémorrhagies) ne pourra guère être confondu avec l'affection qui nous occupe.

La tumeur occupe-t-elle la région sous-ombilicale, les difficultés de diagnostic seront telles souvent que le chirurgien sera la plupart du temps réduit à attendre que la fluctuation se manifeste. Il pourra cependant dès le premier instant écarter l'idée d'un abcès froid, d'un phlegmon de la paroi, d'un abcès stercoral, d'un cancer à marche aiguë; mais la méprise sera plus facile pour les tumeurs dues à une inclusion fœtale, ou à une affection syphililique.

En effet un abcès froid survient sans aucune douleur, sans rougeur à la peau, il se montre chez un malade ayant quelques signes de scrofule; il est rarement unique, enfin il est fluctuant, et ce n'est que tout à fait au début qu'il est précédé d'empâtement, de dureté comme la tumeur biliaire.

Un phlegmon de la paroi s'annonce par une rougeur beaucoup plus vive que la tumeur biliaire; sa marche est plus rapide et il s'accompagne de fièvre, de frisson, ce qui rarement s'observe dans l'affection calculeuse.

Un abcès stercoral est indiqué par un arrêt plus ou moins marqué des matières fécales, par de la fièvre, des vomissements, et du côté de la tumeur par de la sonorité due à des gaz.

Le cancer aigu, décrit par M. Broca, se rencontre presque exclusivement à la mamelle : il a une marche rapide et offre çà et là des points ramollis, à côté d'autres points très-durs; il y a des douleurs lancinantes dès le début, et un état cachectique survient vite.

Les deux autres affections peuvent simuler à s'y méprendre une tumeur biliaire, sans connexion avec le foie. Néanmoins, peut-être pourrait-on encore éliminer la tumeur syphilitique par les antécédents du malade; mais pour l'inclusion, si, comme cela arrive, il n'y a pas eu de coliques hépatiques, s'il n'y a pas d'ictère pour mettre sur la trace du diagnostic, on sera forcé, dans la majorité des cas, d'attendre que de la fluctuation permette de ponctionner la tumeur et de s'aider de l'exploration au stylet.

Ordinairement le diagnostic devient alors sinon facile, du moins possible; on arrive sur un calcul, et si, comme cela se voit assez souvent, on peut l'extraire, il n'y a plus de doute que l'on a affaire à une tumeur biliaire. Malheureusement, il est loin d'en être toujours ainsi; la tumeur abcédée et ouverte, le stylet à la main et permettant de sentir un corps dur, on a lieu encore souvent d'hésiter; qu'est-ce donc quand aucun corps n'est perçu à l'aide du stylet? Examinons ces deux cas.

Dans le premier cas, le doute peut exister entre une inclusion fœtale, un kyste de l'ombilic avec productions dures dans sa cavité, et une tumeur calculeuse du foie. Ces trois affections ont en effet des symptômes presque identiques : toutes trois ont un trajet fistuleux, fournissant le même suintement séro-purulent; toutes trois sont peu ou point du tout douloureuses; dans toutes trois le stylet arrive sur un corps dur, sans que ces différences de consistance puissent en rien éclairer.

Que reste-t-il donc pour arriver au diagnostic? Peu de chose, si ce n'est la dilatation progressive du trajet, qui permettra d'extraire la production calcaire. Il est vrai que l'on peut, dans un certain nombre de cas, obtenir quelques probabilités des commémoratifs, de la sensibilité et du siége de la tumeur, de la profession et de l'âge du malade.

Ainsi, un malade dit-il avoir déjà rendu, à une époque plus ou moins éloignée, des calculs, on devra plutôt penser à des concrétions biliaires, surtout s'il y a eu en même temps des coliques hépatiques; mais est-il besoin de dire avec quelle réserve il faut croire aux renseignements souvent inexacts et presque toujours incomplets que donnent les malades.

La sensibilité de la peau est d'une importance beaucoup plus grande; car cette sensibilité au niveau de la tumeur est-elle abolie, il y a tout lieu de songer à la possibilité d'une inclusion fœtale. Ce signe est, pour M. le prof. Nélaton, « d'*une importance capitale* (*Gaz. hôp.*, 1867). » On sait que ce fut cette insensibilité au niveau de la tumeur qui, « *jointe* au changement de la coloration de la peau, mit Velpeau sur la voie d'un diagnostic célèbre dans un cas d'inclusion scrotale. » Cette perte de sensibilité de la peau et de la tumeur même est donc un adjuvant précieux pour distinguer une inclusion fœtale d'une tumeur biliaire, où la sensibilité, loin d'être abolie, est au contraire exagérée. L'âge de la malade pourra aussi servir, puisque les fistules biliaires existent rarement avant 40 ans; tandis que les kystes fœtaux sont rares après cette époque de la vie. La marche du reste de ces deux affections n'est pas ordinairement la même : l'inclusion est très-lente à se développer ; chez la malade du service de M. Nélaton le kyste mit plusieurs années à arriver à l'état fistuleux, tandis que bien rarement la tumeur biliaire dépasse plusieurs mois.

Enfin, au bout d'un certain temps apparaissent, spontanément ou après des explorations répétées, des débris fœtaux, qui jugent le diagnostic. On voit donc que, si quelquefois on peut arriver de suite à soupçonner l'existence d'une inclusion fœtale, on n'arrive à la certitude qu'après un temps plus ou moins long, lorsque, par la dilatation et le stylet, on a détaché soit une dent, soit des poils, si c'est une inclusion fœtale ; ou bien un calcul biliaire, si c'est une affection calculeuse du foie. La même incertitude règne encore lorsqu'il s'agit de différencier un kyste de l'ombilic offrant des productions dures, d'une tumeur biliaire. Ici les probabilités seront tirées du siége de la tumeur et de l'aspect de la cicatrice ombilicale. Ces sortes de kystes, dont les annales contiennent seulement quelques rares exemples, sont fournis, ou bien par de la matière sébacée, ou bien par des parcelles de pierre de taille qui à la longue se sont enkystées et recouvertes de couches membraneuses en plus ou moins grand nombre. Les concrétions ainsi renfermées dans ces cavités kystiques, sont très-dures et par leur présence entretiennent un suintement séro-purulent. L'exploration au stylet donne donc les mêmes signes que lorsqu'il existe un calcul biliaire, ou une portion fœtale ; mais dans le cas où un de ces kystes existe, son siége est au centre même de la cicatrice ombilicale, qui est déformée, comme déplissée ; ce qui ne s'est jusqu'à présent jamais rencontré ni pour l'inclusion fœtale, ni pour les fistules biliaires, dont la tumeur siége en tout autre point qu'au niveau de la cicatrice de l'ombilic. Ce signe de probabilité est donc déjà important à ne pas oublier ; toutefois, il a besoin d'être appuyé de la dilatation, qui, en permettant d'atteindre et d'extraire tout ou une partie des concrétions, dissipera tous les doutes.

Comme on le voit, il n'existe la plupart du temps aucun signe de certitude des fistules biliaires, avant l'expulsion des calculs; ce n'est que par l'examen attentif de tous les symptômes et bien plus encore par la marche de la maladie, ainsi que par les explorations au stylet, aidées de la dilatation, que l'on arrivera à un signe certain, l'*extraction du calcul*. Pour appuyer ce que nous venons de dire et donner un nouvel exemple des difficultés souvent insurmontables que l'on rencontre, nous rappellerons le fait suivant qui se passa dans le service de M. le professeur Richet, au sujet de la malade dont nous rapportons l'observation (obs. 1).

Le jour de l'entrée de cette femme nous l'examinâmes, un de mes collègues et moi; tous deux nous eûmes un diagnostic différent; mon collègue pensait à un phlegmon des parois, je penchais plutôt pour un abcès stercoral. Quelques jours après deux fistules s'étaient produites et l'on arrivait sur un corps dur. M. Richet fit un jour de cette malade le sujet de sa clinique, et, après avoir successivement écarté l'idée d'un phlegmon des parois, d'un abcès stercoral, d'un cancer à marche aiguë, d'une tumeur syphilitique, il conclut à l'existence possible d'un kyste fœtal, à cause de la similitude de symptômes que présentait cette malade avec ceux que lui avait offerts à Saint-Antoine une femme atteinte d'un pareil kyste. C'était donc plutôt à sa longue expérience qu'à l'existence de signes certains que notre savant maître s'en rapportait pour porter ce diagnostic. Quelques semaines plus tard l'issue de calculs nous révélait la nature de la fistule.

Nous ajouterons qu'il n'est pas possible de confondre une fistule biliaire avec celle qui succède soit à des hydatides, soit à un abcès; il n'est pas non plus possible de ne pas la distinguer d'une fistule stercorale, urinaire, ou péritonéale.

Lorsqu'il s'agit d'un kyste hydatique ouvert à l'ombilic, la présence d'hydatides lève bientôt tous les doutes; si c'est un abcès qui est venu s'ouvrir, les symptômes graves qui l'ont précédé tireront d'embarras. L'urine, les matières fécales, rejetées par l'ouverture fistuleuse, feraient voir de suite la nature de la fistule. Il n'en est pas toujours de même des fistules péritonéales, qu'elles succèdent à une péritonite, ou à une tumeur enkystée du péritoine, ou mieux à un phlegmon sous-péritonéal. Quand la fistule s'établit après une péritonite bien franche, le plus souvent puerpérale, le diagnostic est facile; il est simple aussi quand, succédant à un phlegmon sous-péritonéal, la fistule se produit sous les yeux du chirurgien, les symptômes ne ressemblant en rien à ceux de la tumeur biliaire; mais, lorsque le malade est atteint depuis quelque temps déjà de sa fistule, que tous les signes inflammatoires ont disparu, on peut se trouver embarrassé pour conclure sur la nature du trajet fistuleux. Les commémoratifs, peu importants quand il s'agit d'une affection à marche lente, pourront servir dans ce cas; si le malade dit qu'il a éprouvé une fièvre intense, des nausées, des vomissements, de l'insomnie, des frissons répétés, un gonflement considérable du ventre, on devra penser à une fistule consécutive à un phlegmon sous-péritonéal. Dans les cas enfin où la fistule succède à une péritonite chronique, l'examen du ventre, qui présente encore les traces de cette affection, servira à asseoir le diagnostic.

Pronostic. — Lorsque l'on relève toutes les observations que les auteurs ont données des fistules biliaires ouvertes soit à l'hypochondre, soit à la région ombilicale, soit enfin dans les autres régions de l'abdomen, on est frappé de voir avec quelle bénignité se comporte cette affection. — Ainsi, M. Fauconneau Dufresne a relaté avec le plus grand soin tous ces cas de fistules ouvertes à la surface de l'abdomen; il a rassemblé vingt et une observations, et cinq fois seulement il a constaté la mort. Et encore faut-il faire remarquer dans ces cas malheureux que deux malades ont succombé à des affections aiguës et qu'une autre était depuis longues années incessamment tourmentée par des coliques hépatiques. Trois malades seulement ont donc succombé à l'amaigrissement et à la cachecticité que la fistule biliaire avait produites. Si, à cette statistique déjà bien favorable, nous ajoutons six autres exemples de guérison, que nous avons pu recueillir, dans les différents journaux des quinze dernières années, nous arrivons à cette proportion de 3 morts sur 27, puisque les deux autres malades qui ont été emportées par des affections aiguës ne doivent pas entrer en ligne de compte. Nous pouvons donc, je crois, conclure de là que la fisture biliaire n'est pas en général une affection grave, et nous ajouterons, pour compléter notre pensée, qu'elle ne devient une maladie sérieuse, qu'autant qu'elle se complique de fréquents accès de coliques hépatiques. Si nous la comparons aux autres fistules ombilicales, nous dirons encore que, à l'exception des fistules externes ou pariétales, c'est elle qui offre au malade le plus de chances de guérison. La raison de cette différence réside dans la cause même de la fistule; car, tandis que pour les fistules stercorales, les matières intestinales en retardent constamment, par leur contact continuel, la cicatrisation, tandis que l'urine baigne aussi d'une manière continue les bords de l'orifice fistuleux et entretient son trajet, les fistules biliaires n'ont plus rien qui les empêche de revenir sur elles-mêmes et de tendre à la guérison, dès que les calculs, cause de leur fonction, ont été chassés au dehors.

TRAITEMENT.

Le traitement des fistules biliaires consiste dans des moyens à la fois médicaux et chirurgicaux. Nous passerons successivement en revue ces deux sortes de moyens thérapeutiques.

I. *Traitement médical.* — Plusieurs indications doivent être remplies, selon qu'il n'existe encore qu'une tumeur que l'on soupçonne de nature calculeuse biliaire, ou que déjà la fistule est établie, ou qu'enfin après sa cicatrisation, on craint de la voir se former de nouveau.

Dans le premier cas, on combattra les douleurs que fait éprouver la tumeur par des cataplasmes émollients arrosés de laudanum. Si le malade est vigoureux et si l'inflammation est très-intense, on pourra employer les antiphlogistiques : l'application de ventouses scarifiées, ou de sangsues, au niveau de la tumeur, une ou plusieurs fois, nous paraît préférable à une saignée du bras. On pourra aussi associer aux antiphlogistiques, des purgatifs qui, selon quelques auteurs, auraient pour effet de déterminer dans les voies biliaires des mouvements destinés à chasser les calculs dans l'intestin; car on comprend qu'il doive être rare qu'il y ait des calculs dans la tumeur, sans qu'il en existe aussi dans les canaux hépatiques, à une époque quelconque de la maladie. Et puis, en supposant que la théorie de ceux qui donnent des purgatifs pour dégager les voies biliaires, soit plus hypothétique que réelle, ne devrait-on pas encore employer la médication purgative, dans le but de produire une utile dérivation, quand il existe un travail congestif ou inflammatoire dans la tumeur et dans la glande hépatique. Chez les personnes anémiques où les saignées ne sont pas possibles, on devra s'en tenir à des purgatifs doux, huileux ou salins.

On retirera aussi de bons avantages des bains tiédes prolongés et pris souvent.

Il est assez rare que l'on soit obligé de prescrire les opiacés; c'est presque uniquement dans le cas de coliques hépatiques, coexistant avec la tumeur calculeuse, que l'on aurait à y recourir; on donnerait alors l'extrait thébaïque à la dose de 10 à 15 centigrammes en vingt-quatre heures, soit en pilules, soit en potions. M. Bricheteau a aussi employé les applications de glace; nous ne pouvons rien dire de ce moyen, n'ayant jamais eu l'occasion d'en observer les résultats.

Enfin, on a conseillé l'emploi des alcalins qui auraient pour effet de dissoudre les calculs existant et de prévenir la formation d'autres concrétions dans les voies hépatiques. Les bains au carbonate de soude ou de potasse sont également prescrits dans ce but, en même temps que l'on fait boire au malade de l'eau de Vichy à 4 à 5 grammes de bicarbonate de soude, ou bien qu'on l'envoie aux sources de Vichy, d'Ems et de Carlsbad, etc., etc. Nous n'insisterons pas sur ce point, ni sur le mode d'action des alcalins, ces détails appartenant bien plus à l'étude des calculs biliaires et des coliques hépatiques qu'aux fistules qui nous occupent ; nous dirons seulement qu'une tumeur biliaire, à son début, trouvera dans tous ces moyens des avantages incontestables, qui souvent pourront la faire régresser et prévenir l'établissement de la fistule.

Mais supposons que la tumeur devienne phlegmoneuse et que, soit à cause de l'inflammation trop violente, soit par une intervention trop tardive, on ne puisse en éviter la suppuration ; il ne restera plus alors qu'à calmer les douleurs à l'aide des applications émollientes, jusqu'au moment où l'apparition d'une fluctuation manifeste nécessitera l'intervention chirurgicale, dont nous allons bientôt parler.

Je suppose enfin que la fistule est établie, que déjà des calculs sont sortis ou ont été extraits. Que la fistule soit ou non cicatrisée, les indications thérapeutiques médicales sont à peu près les mêmes : il faut éviter la congestion du foie par des purgatifs légers, prescrire les alcalins qui préviendront les récidives et ordonner au malade une alimentation douce, en grande partie composée de légumes et dans laquelle les corps gras entreront le moins possible.

II. — Moyens chirurgicaux.

Deux indications principales s'offrent à l'esprit du chirurgien, répondant l'une à l'époque où la fistule est sur le point de se former, l'autre au moment où elle est établie.

1° *La fistule n'est pas encore formée;* mais la tumeur biliaire, devenue fluctuante, va d'un moment à l'autre lui donner naissance en s'ouvrant. Si la fluctuation est superficielle, il ne faut pas hésiter à ouvrir l'abcès; si elle est profonde, l'indication est d'ouvrir encore; car l'incision faite avec le bistouri soulagera le malade et abrégera le travail inflammatoire. Quelques chirurgiens préfèrent l'ouverture de l'abcès biliaire par les caustiques, soit la potasse, ou mieux la pâte de Vienne. Ce moyen doit être employé dans les cas où l'abcès est profond et où l'on craint que des adhérences ne se soient pas formées entre la tumeur et le péritoine. Ces craintes sont fondées surtout lorsque la tumeur a son siége à l'hypochondre; elles le sont beaucoup moins quand elle proémine à l'ombilic; car, pour arriver dans cette région elle a déjà dû provoquer une inflammation assez forte et d'assez longue durée pour mettre à l'abri de l'épanchement purulent dans le péritoine. Toutefois, le chirurgien ne devra pas négliger ce moyen quand l'abcès très-profond fera craindre, sinon l'absence d'adhérences, tout au moins le voisinage de la séreuse péritonéale.

2° *La fistule établie,* il ne reste plus qu'à extraire le calcul; mais là encore se présentent des indications nouvelles et des difficultés plus ou moins grandes pour les remplir. Si, comme cela arrive assez souvent, le calcul se présente de lui-même à l'ouverture fistuleuse, ou si engagé dans le trajet, il y siége dans un point voisin de la peau, et si enfin, de moyenne grosseur, le stylet le déplace facilement, rien de plus simple que son extraction, rien de plus simple aussi que les suites et la guérison de la fistule, pourvu toutefois qu'il y ait un seul calcul. Quelques injections détersives et légèrement irritantes, un pansement simple et la guérison sera bientôt obtenue (obs. 3). Il peut encore arriver que le calcul mette un peu plus de temps à sortir; qu'il soit un peu moins mobile; mais le chirurgien peut cependant l'extraire et tout se passe comme précédemment (obs. 4, 7, 8).

Malheureusement il n'en est pas toujours ainsi. Dans des cas qui ne sont pas rares (obs. 1 et 6), le stylet ne trouve pas le calcul, ou bien il le trouve à une profondeur de 6 à 7 centimètres, et cependant on a dilaté le trajet avec des cordes à boyau ou des éponges préparées, de volume de plus en plus considérable. Que faire alors?

Faut-il, à l'exemple de J.-L. Petit, inciser le trajet dans toute sa longueur, y compris même son orifice interne, qui le plus souvent répond à la vésicule, ou bien vaut-il mieux imiter la prudence de Boyer qui, dans la crainte qu'il n'existe pas de fausses membranes, isolant le trajet et la vésicule du péritoine, laisse faire jusqu'au bout la nature? Certes, le cas est embarrassant surtout quand on voit toutes les raisons qui font agir J.-L. Petit, réfutées une à une par Boyer. Ainsi, pour lui ni *l'ancienneté de la tumeur avec inflammation à diverses reprises et occupant les mêmes points*, ni le *déplacement possible de cette tumeur* à l'aide du palper, ni la *rougeur* et l'*empâtement à son niveau*, ne peuvent être regardées comme des signes certains d'adhérences de la vésicule et ne doivent par conséquent, dans aucun cas, autoriser le chirurgien à fendre le trajet fistuleux et agrandir l'orifice interne, cause principale le plus souvent de la rétention du calcul dans la cavité cystique. Nous n'insisterons pas davantage sur ces deux opinions qui ont trouvé un certain nombre d'adeptes; parmi lesquels nous citerons pour celles de Boyer, M. Gardanne et en faveur de celle de J.-L. Petit, M. Fauconneau-Dufresne. Ce dernier ne se décide à attaquer le calcul jusque dans la vésicule biliaire que dans les cas où le malade est tourmenté par des douleurs atroces et que sa vie est en danger. Il applique à l'extraction du calcul le procédé de Récamier, pour les kystes hydatiques : il provoque la formation d'adhérences péritonéales, en supposant qu'il n'en existe pas déjà, au moyen de la pâte de Vienne employée à plusieurs reprises jusqu'à ce que l'eschare produite s'étende à la vésicule ; il incise alors cette eschare et retire le calcul à l'aide de pinces. Ce moyen n'est pas tout à fait exempt de dangers ; mais, comme c'est celui qui en présente le moins, nous croyons qu'il serait convenable de l'employer dans les cas où l'on n'a plus l'espoir d'arriver sur le calcul par la dilatation progressive. D'ailleurs, il faut le dire, bien rarement on a l'occasion de supposer que la tumeur biliaire qui se montre à l'ombilic est constituée par la vésicule ; presque toujours c'est une cavité de nouvelle formation, développée aux dépens du fascia propria et communiquant avec la vésicule par un canal plus ou moins long, parfois même peut-être sans communication persistante ; car dans quelques observations que nous avons rapportées (obs. 1, 3, 4), la tumeur observée au-dessous de l'ombilic n'offrait aucune continuité apparente avec le foie, et, dans les autres observations, les connexions ne paraissent pas très-intimes. Toutefois, comme cette explication n'est pas démontrée par l'autopsie, on devra apporter la plus grande réserve dans les opérations que l'on pratiquera sur ces tumeurs. C'est ainsi qu'après avoir dilaté le trajet fistuleux, si on n'arrive pas encore sur le calcul, ou s'il est trop gros pour être extrait par la fistule, on pourra agrandir le trajet à l'aide du bistouri. S'il existe deux trajets communiquant avec la même cavité, il n'y aura aucun danger, si surtout la cavité est superficiellement placée, à réunir les deux orifices par une incision qui confondra en même temps les deux fistules. On arrivera ainsi aisément à extraire les calculs logés au fond de la cavité. C'est ce que M. le professeur Richet fit chez la malade qui est le sujet de l'observation 1.

Quelquefois le trajet est très-long et très-sinueux, et ce n'est qu'après bien des séances de dilatation et d'agrandissement avec le bistouri, que l'on arrive à toucher le calcul. Dans ces cas, il faut imiter les patientes tentatives de M. Vacher (obs. 2), qui, au lieu de débrider d'un seul coup par une large incision et s'exposer ainsi à léser le péritoine, dilata, incisa à plusieurs reprises et parvint enfin à extraire un calcul à près de 10 centim. de l'orifice cutané du trajet. On conçoit que ces explorations, faites à plusieurs jours d'intervalle, puissent provoquer des adhérences dans les parties à dilater et à inciser, les reculer, pour ainsi dire, à chaque séance explorative, et faire ainsi éviter les accidents, tant redoutés par Boyer. C'est certainement, je crois, la conduite chirurgicale la plus rationnelle et la plus sûre à suivre dans les cas où il y a un long trajet fistuleux à parcourir et l'absence de tumeur apparente à l'extérieur.

Enfin, il peut arriver que l'on touche le calcul soit après avoir suffisamment dilaté, soit après s'être ouvert, ou agrandi une voie par le bistouri ou le caustique : il peut se faire que ce calcul soit mobile, mais d'un trop fort volume pour être extrait; vaut-il mieux dans ces cas pousser plus loin la dilatation du trajet fistuleux que de l'inciser, ou de broyer la pierre avec un lithotribe, comme le conseille M. Fauconneau-Dufresne. Si la cavité où réside le calcul est superficiellement située, on peut choisir indifféremment entre ces trois moyens d'extraction; mais si cette cavité est éloignée de la peau, je n'hésiterais pas à mettre à exécution cette heureuse idée du broiement de la pierre; car, faite avec toutes les précautions désirables, cette opération me semble sans danger, et elle me paraît avoir l'avantage d'éviter de nouvelles douleurs au malade. En résumé, les fistules biliaires calculeuses présentent :

Un traitement médical consistant dans les antiphlogistiques et les purgatifs, si la tumeur précédant ou accompagnant la fistule est très-enflammée et si le sujet est pléthorique; dans les purgatifs et les opiacés s'il est anémique. Il consiste encore dans les alcalins et une alimentation douce.

Un traitement chirurgical qui comprend : l'ouverture de l'abcès avec le bistouri s'il est superficiel, la pâte de Vienne s'il siége profondément.

Puis, la fistule établie, ce traitement a pour but d'extraire le calcul et de faire cicatriser la fistule.

La première indication est remplie par la dilatation du trajet agrandi progressivement, et peu à peu avec le bistouri si le calcul siége profondément, d'un seul coup dans le cas contraire ; vient ensuite l'extraction du calcul, se faisant avec des pinces, sans broiement, s'il est petit ; avec broiement, à l'aide du lithotribe, s'il est trop volumineux pour traverser le trajet. Les fragments sont ensuite facilement retirés.

La seconde indication consiste dans la cicatrisation de la fistule obtenue par des injections détersives et légèrement irritantes, ainsi que par des pansements à plat.

ARTICLE II.

Fistules ombilicales hydatiques.

Beaucoup plus rares que les fistules calculeuses, les fistules hydatiques se voient plus souvent à la région ombilicale que celles qui succèdent à des abcès du foie.

Historique. — Bien que les hydatides, sous le nom de vers vésiculaires, aient attiré l'attention des anciens ; bien qu'elles aient été étudiées par Hartmann, Tison et Malpighi, il faut arriver jusqu'à Laënnec pour en trouver une description complète. Depuis, leur histoire a été enrichie par les recherches de nombreux auteurs modernes, au nombre desquels nous citerons MM. Cruveilhier, Barrier, Mayor, Lebert, Monneret et Fleury, Cadet Gassicourt, etc. Tout récemment encore, un de nos collègues et amis, le Dr Carrière, a décrit une nouvelle variété de kystes qu'il a désignée sous le nom de kystes hydatiques alvéolaires (Thèse 1867). Certes, parmi tant de travaux, il n'est pas très-rare de voir ces kystes s'ouvrir d'eux-mêmes une voie à travers les parois de l'abdomen, et les observations en seraient plus nombreuses encore si souvent le médecin ne prévenait pas cette ouverture spontanée. La plupart des cas de ce genre de terminaison de la maladie abandonnée à elle-même, ont été observés dans l'hypochondre, quelquefois dans le flanc droit, mais bien rarement on a vu les hydatides s'échapper par la région de l'ombilic. Nous avons recherché ces derniers cas, et c'est à peine si dans les différents recueils et ouvrages que nous avons cités, nous avons pu en réunir trois observations. L'une d'elles, rapportée par M. Cruveilhier dans le *Dictionnaire de Médecine et de Chirurgie pratiques*, est due à un médecin italien du siècle dernier, Guattani (*De ext. Ancurys*, 1771); une autre, à Roux; la troisième, enfin, a été publiée par le Dr Thompson, en Angleterre, et reproduite en France dans la *Gazette médicale* de 1844.

Symptômes. — Les détails historiques que nous venons de mentionner font voir combien peu fréquentes sont les fistules que nous étudions. Cependant, quelque restreint que soit le nombre d'observations que nous ayons pu recueillir, nous pourrons, sinon donner une description complète des signes que ces fistules présentent, attirer du moins l'attention sur ce genre de terminaison des kystes hydatiques. C'est, comme nous le verrons plus loin, pour ne pas avoir songé à la possibilité d'une de ces tumeurs au niveau de l'ombilic, que Roux ouvrit un de ces kystes pour une hernie ombilicale.

Nous dirons peu de chose des phénomènes qui précèdent la formation de la fistule. Nous venons de rappeler l'erreur de Roux, c'est dire que la tumeur peut siéger au point même occupé par les hernies de l'ombilic; c'est dire aussi qu'elle est rénitente, élastique, fluctuante, et qu'elle peut présenter les signes d'un étranglement (fièvre, frisson, vomissements). Ces cas doivent être très-rares; une seule fois ils ont été observés; le plus souvent la tumeur offre, lorsqu'elle siége à l'ombilic, des symptômes en tout semblables à ceux qu'elle présente quand elle occupe la région du foie. Si, dans le cas rapporté par Roux, il y avait une seule tumeur à l'ombilic, sans aucun prolongement vers le foie, on peut aussi trouver deux tumeurs au voisinage de la cicatrice ombilicale (obs. 9), ou bien un seul kyste se prolongeant dans la région de l'hypochondre, et enfin chez une malade, observée par M. le professeur Nélaton, la tumeur remplissait toute la région ombilicale, l'hypochondre droit, et remontait jusqu'au mamelon du même côté. Rien n'est donc plus variable que la marche et le volume de ces kystes ; puisque dans l'observation 9, nous voyons que l'ouverture spontanée donna issue à plus de 300 hydatides, et que pour les autres malades, on dit qu'il en sortit une quantité énorme. Nous avons déjà rappelé la rénitence, la fluctuation de ces tumeurs ; reste un autre symptôme à mentionner, le frémissement. Ce signe n'est indiqué dans aucune des observations que nous avons trouvées : il est vrai que dans deux seulement il eût pu être constaté (obs. 10 et 11) puisque déjà la fistule était établie quand la malade de l'observation 9 vint consulter. Aussi, n'est-ce pas sur ces deux faits isolés que nous devons nous appuyer pour juger la valeur de ce symptôme, dont on a voulu faire un signe pathognomonique. Malheureusement on a souvent l'occasion d'examiner de ces kystes faisant saillie dans l'hypochondre, et ce n'est que bien exceptionnellement que l'on arrive à percevoir ce frémissement hydatique. Ce serait donc s'exposer à de fréquentes déceptions que de s'attendre à le rencontrer aussi bien dans les tumeurs vésiculeuses qui siégent à l'ombilic que dans celles de la région hépatique. Du reste, dans les cas où la tumeur, après avoir donné la sensation de fluctuation, laisserait encore dans l'esprit quelques doutes sur sa nature, n'aurait-on pas, pour assurer le diagnostic, la ressource de la ponction exploratrice faite avec un trocart filiforme ?

Les kystes hydatiques peuvent séjourner pendant longtemps à la région ombilicale, sans donner lieu à d'autres phénomènes que la présence d'une tumeur ; puis, à un moment donné, ils déterminent des accidents qui varient dans leur caractère et leur intensité. Le plus souvent il existe des douleurs dans l'hypochondre, pendant longtemps sourdes et pouvant prendre tout à coup une acuité très-grande, en même temps que le ventre est très-douloureux, météorisé, qu'il y a de la fièvre, des vomissements. C'est ce qui fut observé chez la malade de Roux. Les accidents cessèrent après l'ouverture du kyste. Ces douleurs étaient vives aussi chez la malade du Dr Thompson ; ce signe n'est pas relaté dans l'observation due à Guattani. Quand la douleur existe, peut-être faut-il la rattacher dans quelques cas, moins à la tumeur même, qu'à la compression des canaux biliaires par d'autres kystes de même nature. On sait en effet qu'il est très-rare de trouver une seule de ces tumeurs.

Au bout d'un temps très-variable, si la maladie est abandonnée à elle-même, la peau finit par rougir au niveau du gonflement, elle s'enflamme, de l'empâtement survient ; bientôt une ulcération et une ouverture spontanée donnent issue aux hydatides en nombre plus ou moins considérable. La fistule est établie et l'on constate une nouvelle série de phénomènes, qui doivent nous arrêter un instant.

L'ouverture par laquelle les hydatides se sont échappées au dehors peut être à l'ombilic même, comme dans le cas de Roux, ou bien, comme chez les autres malades, elle occupe un des points qui entourent le nombril. Elle se fait ordinairement par un seul orifice, dont le diamètre est en général peu étendu ; les bords de l'ouverture sont plus rarement que dans les autres fistules de la région durs, calleux (fistules biliaires), fongueux (fistules stercorales et urinaires) ; ils tendent peut-être davantage à se rapprocher, dès que les hydatides sont sorties; cela tient à ce que le liquide qui suinte de l'intérieur du kyste est moins abondant; mais empressons-nous de dire que trop peu de cas ont encore été observés et que même ceux-ci ont trop succinctement été rapportés, pour que chacun de ces caractères de l'orifice fistuleux ait grande valeur. Le trajet de la fistule a été aussi bien peu étudié ; chez une seule des 3 malades observées, on a pensé à en relater l'exploration et encore Guattani se contente-t-il de dire « que le stylet introduit fait reconnaître un grand vide, dont il n'est pas possible de parcourir toute l'étendue ». Une autre fois il est dit, à propos de l'autopsie, « qu'on trouve près de l'ombilic deux tumeurs communiquant avec un conduit plein de matière mêlée de chaux et d'une extrême fétidité ». On voit combien sont incomplets les renseignements que nous fournissent ces observations. Aussi, est-ce plutôt par l'analogie que présentent les fistules ombilicales avec celles que l'on trouve à l'hypochondre droit et qui ont été mieux étudiées, que l'on peut avoir une idée assez juste des caractères du trajet fistuleux. La plupart du temps ce trajet est direct, unique et très-court; ce qui tient à ce que le kyste s'ouvre presque au même point que l'indique l'orifice cutané. Le stylet pénètre donc facilement dans la poche vésiculaire, et, libre dans son intérieur, il en explore le fond à une distance plus ou moins grande. Il peut rencontrer des parois lisses, unies, ou bien au contraire, des surfaces cloisonnées, comme rugueuses, ou tomenteuses. La sensibilité des parois est assez obtuse, quoique parfois l'injection seule fasse naître de vives douleurs. Enfin la peau qui entoure la fistule est érythémateuse, mais rarement elle se décolle à ce niveau, comme on le voit pour les fistules stercorales, et surtout pour celles qui sont consécutives à des abcès soit du foie, soit des parois abdominales.

Nous avons déjà dit que, lors de l'établissement de la fistule, une quantité plus ou moins grande de liquide sortait en même temps que les hydatides. Ce liquide est séro-purulent; chez la malade qui, pendant trente ans, rendit à diverses reprises des hydatides par le nombril (obs. 9), il en sortait en même temps *un liquide particulier offrant parfois le caractère purulent*. La nature du suintement fistuleux n'est pas mentionnée chez les autres malades ; on conçoit toutefois qu'il doive, comme pour la fistule de la région hépatique, offrir les caractères séreux, jaune, opaque, purulent, plus ou moins épais, selon l'état d'intégrité ou d'altération des hydatides; mais ce qu'il y a de constant dans les caractères distinctifs de ce liquide, c'est qu'il contient des produits vésiculaires. Nous ne pouvons faire ici la description des hydatides; qu'il nous suffise de dire qu'elles sont constituées par des vésicules ou vessies renfermant des vessies plus petites (acéphalocystes), ou bien par des vésicules servant de séjour à des vers vésiculaires à corps lisse, oblong, et dont la tête est armée de crochets (échinocoques).

Quoi qu'il en soit de ces deux variétés de produits hydatiques, que quelques auteurs rapportent à une seule et même espèce (Laënnec, Rudolphi, Cuvier, Meckel), elles sont le seul signe pathognomonique des fistules hydatiques : tant que le microscope n'a pas révélé leur présence dans le suintement fistuleux, on peut avoir des doutes sur la nature de la fistule.

Marche, durée, terminaisons. — Bien variables dans leur marche, les fistules hydatiques peuvent se cicatriser et se fermer définitivement quelques semaines après leur formation (obs. 11); mais, le plus souvent, leur marche est beaucoup plus lente; la plaie peut rester longtemps fistuleuse et ne guérir qu'après de nombreuses alternatives de cicatrisation et de récidives. Tels sont les cas rapportés par Guattani, où la malade mit six ans à guérir; telle encore la malade de M. Nélaton, qui, atteinte d'une fistule hydatique à la région de l'hypochondre, ne guérit qu'au bout de six ou sept mois; telle enfin la malade dont Thompson nous rapporte l'histoire : pendant trente années elle rendit, à diverses époques, par l'ombilic, des hydatides, et succomba à l'hecticité produite par une diarrhée abondante.

Cette fois seulement la mort fut la terminaison de la maladie, et encore n'arriva-t-elle qu'après trente années signalées, à diverses reprises, par des douleurs très-vives dans le ventre, de fréquentes attaques de diarrhée, et enfin par de l'anasarque. Les deux autres malades guérirent sans aucune espèce de récidives ; mais, ainsi qu'on l'a vu, après un temps plus ou moins long, sans avoir jamais été trop incommodées de leur fistule (obs. 10 et 11).

On peut conclure de là que la maladie dont nous nous occupons donne rarement lieu à des symptômes généraux, du moins lorsque la fistule est établie, car, avant sa formation, nous avons vu la malade de Roux présenter des signes d'étranglement.

Diagnostic. — Les détails dans lesquels nous sommes entré à propos des symptômes nous dispenseront d'insister beaucoup sur cette partie de l'histoire des fistules hydatiques ombilicales.

Lorsqu'il n'y a pas encore de fistule à l'ombilic, et que la maladie consiste seulement dans la présence d'une tumeur, on pourrait confondre le kyste hydatique avec une tumeur biliaire, une tumeur stercorale, un phlegmon des parois, un kyste sébacé, et enfin une occlusion fœtale.

Une tumeur hydatique se distinguera :

D'une tumeur biliaire, qui ne présente pas de fluctuation aussi manifeste, qui est toujours plus dure qu'un kyste même à parois très-épaisses, et qui enfin a, dans un certain nombre de cas, été précédée de colique hépatique.

D'une tumeur stercorale, où l'on constate de la matité mêlée de sonorité et assez souvent de la constipation, des nausées, des vomissements.

D'une hernie ombilicale, qui, en général, se reconnaîtra par les commémoratifs du début, par la fièvre, les vomissements, la constipation, signes que l'on rencontre bien rarement dans le kyste hydatique. Ce n'est guère qu'avec une épiplocèle que le diagnostic est à faire, et il est quelquefois difficile. On se rappelle l'erreur dans laquelle tomba Roux, qui ne reconnut le kyste qu'après l'avoir ponctionné, en cherchant à faire le débridement. La tumeur s'était en partie ouverte d'elle-même ; on voyait la membrane du kyste, qui, selon M. Cruveilhier, aurait dû, par sa blancheur et son inaltérabilité, faire penser à un kyste hydatique. Heureusement ces cas sont excessivement rares, et une erreur de diagnostic pareille à celle de Roux n'a qu'une importance médiocre.

Un phlegmon des parois se reconnaîtra par sa marche franchement inflammatoire, par de la fièvre, des frissons, des troubles digestifs et enfin par de l'empâtement de toute la région.

Un kyste sébacé sera assez facilement reconnu par l'absence de fluctuation et par la déformation de la cicatrice ombilicale, qui est comme déplissée.

Une inclusion fœtale aura pour caractères distinctifs son début lent, sa matité et surtout une insensibilité très-remarquable de ses parois.

La fistule une fois établie, on la reconnaîtra de suite à la présence d'hydatides; car toujours on parviendra à en trouver dans le liquide écoulé. Le diagnostic ne présente donc plus de difficultés.

Dans cette étude des caractères différentiels de ces diverses tumeurs, je n'ai pas parlé du frémissement hydatique. Ce n'est pas que j'en conteste la valeur quand il existe; mais, d'une part, il manque si souvent, et d'autre part il a été si fréquemment confondu avec le frottement péritonéal, dû à une péritonite légère, qu'en l'absence d'autres signes, je crois qu'il ne peut permettre d'asseoir sans réserve le diagnostic.

Ajoutons enfin que dans les cas où le doute reste encore dans l'esprit du chirurgien, une ponction exploratrice pourra être faite à l'aide d'un trocart filiforme. Cette petite opération n'aura, la plupart du temps, aucune gravité; car, dans les cas où la tumeur proémine, — et c'est dans ces seules circonstances que nous engagerions à employer ce trocart, — ou bien le kyste a franchi l'enceinte péritonéale, ou bien il a contracté avec la

séreuse des adhérences telles qu'un épanchement dans le péritoine n'est guère à craindre.

Pronostic. D'après ce que nous avons dit précédemment, les
fistules hydatiques ombilicales ne nous paraissent pas graves.
Néanmoins, comme nos recherches n'ont porté que sur un
nombre de cas très-limité, nous nous gardons bien de vouloir
généraliser l'heureux résultat de nos propres investigations ;
nous croyons qu'il est prudent de faire quelques réserves jusqu'à ce que de nouveaux faits viennent confirmer ceux que nous
rapportons. — Ces réserves sont d'autant plus fondées que le
chiffre des guérisons de fistules hydatiques siégeant à l'hypochondre est loin d'être aussi favorable.

ANATOMIE PATHOLOGIQUE.

Nous ne dirons que très-peu de mots des caractères que l'on
rencontre à l'ouverture des cadavres ; car, parmi les cas que
nous trouvons dans les auteurs, un seul a été suivi d'autopsie.

Chez ce malade, dont l'observation est rapportée par Thompson, « on trouva, près de l'ombilic, deux tumeurs communiquant avec un conduit plein d'une matière mêlée de chaux et
d'une extrême fétidité, et qui allait jusqu'à la partie supérieure
du foie, avec lequel il paraissait avoir autrefois communiqué.
Huit ou dix hydatides se trouvaient à la surface du foie, et au-
dessus était un abcès qui contenait du pus et des débris d'hydatides. La vésicule du foie était très-dilatée et contenait des
kystes semblables. On voyait encore de nombreuses hydatides
dans l'épaisseur du mésentère. »

TRAITEMENT.

On comprend que le traitement de ces fistules ombilicales
hydatiques n'offrira rien de particulier et qu'il ressemblera de

tous points à celui des kystes qui viennent s'ouvrir à l'hypochondre. Deux indications sont indispensables à remplir :

Prévenir la fistule ;

En tarir l'écoulement.

I. — *Pour prévenir la fistule*, il faut ouvrir le kyste avant que
les progrès de la maladie lui aient frayé une voie à l'extérieur.

Pour satisfaire à cette première indication, on peut simplement ponctionner le kyste avec un trocart à hydrocèle, comme
nous l'avons vu faire à M. le professeur Richet, pour une tumeur
hydatique de l'hypochondre. Il n'y eut aucun accident, et quelques mois après cette première ponction, on recommença sans
développer encore le moindre symptôme de péritonite.

Cependant, comme bon nombre d'auteurs ont paru craindre
beaucoup l'absence possible d'adhérences, et partant, la possibilité d'un épanchement péritonéal, nous croyons qu'il vaudrait
mieux, pour se mettre à l'abri de tout reproche, imiter le procédé d'ouverture employé par M. Nélaton sur une malade de
son service.

Ce professeur appliqua d'abord de la potasse caustique sur
le point saillant de la tumeur ; puis, au bout de quelques jours,
il fit une ponction avec une aiguille à cataracte, et une seconde
quelque temps après, avec un trocart de moyen calibre ; le
kyste fut vidé ; des injections d'eau tiède, pour laver l'intérieur
de la poche, précédèrent l'emploi des injections iodées, et ces
lavages, continués pendant longtemps matin et soir, amenèrent
la guérison la plus complète.

Est-il besoin de dire qu'en opérant ainsi on a pour but de
provoquer des adhérences du kyste avec le péritoine. Du reste,
que la ponction soit faite avec ou sans ces précautions, il faut
toujours employer le lavage avec la solution iodée, qui a pour
effet de provoquer une légère inflammation de la poche ; au
bout d'un certain temps celle-ci se rétracte, ses parois adhèrent

et il ne reste plus qu'un kyste plus ou moins revenu sur lui-même et sans tendance à reproduire des hydatides.

Quelques auteurs préfèrent la pâte de Vienne à la potasse, parce qu'il est plus facile de limiter son action caustique.

II. — La fistule, pour se cicatriser, réclame les mêmes soins thérapeutiques que la tumeur que l'on vient de ponctionner. L'indication à remplir est donc de déterger la poche kystique, de la débarrasser des débris d'hydatides qu'elle peut encore contenir et de provoquer, tout à la fois dans son intérieur et dans le trajet, une inflammation adhésive qui fasse rétracter les parois et en change la nature morbide. On arrivera encore à ce but par les injections iodées, ou bien peut-être par l'emploi d'une sonde en gomme mise à demeure et par laquelle on fera les injections iodées, mises en pratique pour la première fois par Boinet.

Signalons, en terminant, qu'on a obtenu quelquefois, mais bien rarement, une guérison complète après des ponctions capillaires, faites uniquement dans le but d'éclairer le diagnostic.

En résumé, si, au niveau de l'hypochondre, il est peut-être plus prudent d'employer le caustique de Vienne et quelques jours après le trocart, on pourra directement ouvrir avec le trocart lorsque le kyste siégera dans la région ombilicale.

ARTICLE III.

Fistules consécutives à un abcès du foie.

S'il est déjà rare de trouver des kystes hydatiques ouverts à l'ombilic, il est plus rare encore d'y rencontrer des fistules consécutives à un abcès du foie.

Historique. — Avant la publication du mémoire de M. Louis *sur les abcès hépatiques,* cette partie de la nosologie du foie avait presque été laissée dans l'oubli (1826). On trouvait bien mentionnés, çà et là, dans les auteurs anciens (Morand, J -L. Petit), des exemples de ce mode de terminaison de l'hépatite ; mais nulle part il n'en était fait une description exacte et spéciale. Depuis cette époque, autant l'étude des abcès du foie avait été délaissée autrefois, autant elle devint l'objet de recherches de nombreux observateurs parmi lesquels nous devons citer MM. Haspel, Jourdain, Simon, Laveran, Catteloup, Eon, Meunier, Blondeau, Mouret, Morel, Périer, et dans ces derniers temps les Drs Rouis et Dutrouleau. Tous ces médecins, pour la plupart attachés au corps médical de l'armée, ont eu l'occasion d'observer, en Algérie et dans les autres contrées, des dysentéries et des hépatites avec des complications que rarement nous observons en France. C'est grâce à tous ces travaux, mentionnés dans la plupart des livres classiques, et particulièrement dans ceux de MM. Grisolle, Hardy et Béhier, c'est grâce à ces ouvrages que l'on connaît bien aujourd'hui les abcès du foie. Cependant, au milieu de tant d'observations, il en est très-peu qui nous montrent un abcès du foie venant s'ouvrir spontanément à travers les parois de l'abdomen. Une seule fois l'abcès s'est ouvert à l'ombilic, encore n'en est-il fait qu'une simple mention de quelques lignes dans le Mémoire si complet, à d'autres points de vue, de M. Rouis *sur les Abcès du foie* (1861). Cette rareté d'abcès hépatiques ombilicaux tient peut-être plus encore à ce que le médecin se fait un devoir de ne pas laisser marcher la suppuration qu'au siége éloigné de la région ombilicale.

Anatomie pathologique. — En présence d'une seule observation de fistule hépatique ayant succédé à un abcès du foie, nous ne pouvons mieux faire que de transcrire ce que M. Rouis cite à ce sujet dans son Mémoire. « . . . . . Mais en d'autres cas, loin de s'arrêter ainsi au niveau de l'épigastre, le pus fuse dans la gaîne du cordon, qui remplace la veine ombilicale et on le voit parvenir à l'ombilic, où il se fait jour sous la peau. La tumeur

alors produite affecte la forme annulaire, non cependant sans
qu'il existe un soulèvement et une mobilité notable du bouton
central de la région. » Il est regrettable que nous ne trouvions
qu'une note aussi écourtée sur un cas aussi intéressant. Le malade du reste guérit, et peut être est-ce sa guérison même qui
nous vaut si peu de détails. Puisque ce seul cas, observé jusqu'à
ce jour, a eu une terminaison heureuse, nous croyons inutile
d'emprunter aux abcès du foie dans l'hypochondre les caractères que pourraient présenter ceux qui viendraient s'ouvrir à
l'ombilic. Nous passerons donc de suite à l'examen des fistules
qui leur succèdent.

Symptômes. — Les abcès du foie, venant faire saillie à la
région ombilicale, surviennent dans le cours d'une hépatique,
qui fut aiguë chez le malade dont parle M. Rouis. Il est très-
probable que, dans ce cas, l'abcès eut son siége primitif à la
partie supérieure du foie, au voisinage de la partie moyenne
du lobe droit de l'organe, puisque M. Rouis nous rapporte qu'il
prit la direction du ligament falciforme et apparut à la moitié
supérieure de la cicatrice ombilicale. L'anatomie de cette région
rend bien compte de la voie suivie par le pus. On sait, en effet,
qu'au niveau du ligament suspenseur du foie, il y a un écartement plus ou moins grand formé par les replis de la séreuse
péritonéale ; on sait aussi qu'un peu plus loin se remarque une
gouttière, convertie en une espèce d'anneau ou trajet par une
bandelette fibreuse, si bien décrite par M. le professeur Richet,
sous le nom de fascia ombilicalis. Ce trajet ombilical, fermé en
avant par la ligne blanche, en arrière par le fascia ombilicalis,
sur les côtés par la réunion du fascia à la ligne blanche, se termine à quelques millimètres de l'anneau de l'ombilic, et livre
passage, ainsi que nous l'avons dit en parlant de l'anatomie de
la région, au cordon de la veine ombilicale. Il n'y a donc rien
d'étonnant que le pus, engagé dans le ligament falciforme,
passe dans ce canal, qui fait pour ainsi dire suite à l'écartement

de ce ligament, pour arriver au dehors, là où il ne trouve qu'un tissu cellulaire peu serré. Le mécanisme de son apparition à l'anneau de l'ombilic est donc analogue à celui des hernies, et l'observation n'eût pas démontré ce fait que l'anatomie devrait encore l'attester.

Les symptômes par lesquels s'annoncent ces abcès, sont les suivants : nous les rappellerons d'une manière succincte, car ils n'offrent rien de particulier qui les distingue de ceux des collections purulentes de l'hypochondre.

Lorsque, dans le cours d'une hépatite aiguë, un abcès doit se former, il s'annonce par une douleur le plus souvent pongitive, quelquefois lancinante, rarement pulsatile ; cette douleur répond ordinairement au point enflammé, c'est-à-dire à l'hypochondre droit, vers la partie moyenne des fausses côtes, pour l'abcès qui nous occupe. Il survient presque immédiatement après une augmentation de la fièvre, et bien rarement elle fait défaut ; souvent elle s'accompagne d'une douleur de l'épaule ou des parties latérales du cou. Après avoir été continue, elle disparaît, si l'abcès rétrograde ; devient, dans le cas contraire, intermittente, avec des exacerbations fréquentes. En même temps, on remarque une augmentation de volume du foie, qui forme une voussure et repousse les côtes ainsi que les espaces intercostaux correspondants ; parfois on sent une tension, une rénitence, une fluctuation et un œdème des parties superficielles. Pendant que ces symptômes se passent du côté du foie, on est frappé des troubles respiratoires ; il y a une gêne de la respiration, une anxiété souvent extrême ; la respiration est courte, haletante ; on dirait que le malade redoute la dilatation du côté droit de la poitrine. Il garde presque continuellement le décubitus dorsal ; rarement il se couche sur l'un des côtés.

La fièvre, qui existait déjà et était due à l'hépatite, devient plus intense ; le pouls est plus dur, plus tendu, mais aussitôt que le pus est formé, les frissons disparaissent et la fièvre diminue.

L'ictère est assez rare, mais presque toujours on remarque une coloration particulière étant plutôt « *de la pâleur ictérique plutôt qu'un ictère véritable, à moins toutefois que l'altération siége aux environs de la vésicule.* » (Dutrouleau).

Comme troubles digestifs, signalons les nausées, l'inappétence et des selles dysentériques ; car, on le sait, l'hépatite est fréquemment une complication de la dysentérie.

Rarement, ainsi que nous l'avons dit, le pus paraît spontanément à l'extérieur, on ne lui en laisse pas le temps ; néanmoins, dans le cas où il s'est montré spontanément à l'ombilic, la fistule en s'établissant a donné lieu à un pus de bonne nature. Il est en effet admis que, dans la majorité des cas, le pus des abcès du foie ne diffère pas sensiblement de celui qui se forme dans les mailles du tissu cellulaire des autres parties du corps. Ce n'était pourtant pas l'opinion de Boyer, qui rejetait, comme venant du foie, tout pus qui n'avait pas la coloration lie de vin.

MM. Rouis et Dutrouleau affirment que le caractère phlegmoneux du pus est la règle et qu'il n'a la coloration lie de vin que lorsqu'il est mélangé soit à des débris de la glande, soit à du sang. La quantité du pus qui sort par la fistule doit être variable ; dans l'observation précitée, elle fut peu abondante et bientôt la cicatrisation se fit. Sans doute, si l'on eût songé à sonder le trajet, le stylet aurait pénétré à une profondeur assez grande, en suivant le trajet ombilical. Il n'est pas parlé de l'aspect de l'orifice externe de la fistule ; mais on conçoit facilement qu'il ait dû offrir des bords plus ou moins irréguliers, amincis, rouges, peut-être décollés ; mais sans callosités, ni fongosités comme dans les fistules stercorales ou urinaires.

La marche, la durée et la terminaison de cette sorte de fistule auraient besoin, pour être faites, d'autres observations semblables à celle que nous a signalée M. Rouis ; aussi, nous contenterons nous de dire que chez le malade qui présenta cette fistule, la guérison survint au bout de très-peu de temps, sans que cet homme eût présenté aucun accident.

Diagnostic. — Le diagnostic de la fistule ombilicale consécutive à un abcès, ne présente aucune difficulté ; les symptômes de suppuration (fièvre plus intense, frissons, douleur, gêne de la respiration et plus tard tumeur fluctuante, écoulement de pus et rémission des symptômes) éviteront toute confusion, surtout si le malade se trouve dans un pays où l'hépatite règne et si cette inflammation a été précédée de dysentérie.

Pronostic. — La fistule ombilicale n'est pas grave par elle-même ; mais elle tire sa gravité des accidents qui l'ont précédée. Cependant les abcès, non compliqués de dyssentérie, sont les moins graves. M. Rouis a trouvé qu'ils guérissaient 4 fois sur 5, après l'ouverture spontanée ou non à l'extérieur.

Etiologie. — On comprend que les causes qui agissent sur le développement de l'hépatite doivent aussi exercer leur influence sur les abcès du foie ; tels sont : les climats intertropicaux, les miasmes marécageux, l'abus des alcooliques, les passions tristes etc., et principalement la dysentérie.

Traitement. — Il comprend des moyens médicaux et chirurgicaux :

Les premiers consistent à prévenir la suppuration d'abord par les antiphlogistiques locaux (sangsues et ventouses scarifiés à l'hypochondre droit); par le calomel et la digitale ; puis, si on ne peut espérer conjurer les accidents, il faut, au bout de cinq à six jours, remplacer les débilitants par les toniques (amers, quinquina, etc.)

Dès que le pus s'est formé, il faut avoir recours de suite à l'intervention chirurgicale, car attendre c'est s'exposer à voir l'abcès s'étendre, en détruisant le foie, ou en décollant les parties molles de l'abdomen; ou bien encore, c'est favoriser la formation d'un kyste à parois trop épaisses pour disparaître plus tard ; attendre enfin c'est courir le risque de voir se produire un épanchement purulent dans le péritoine. Il faut donc le plus tôt possible ouvrir une voie à la suppuration.

Moyens chirurgicaux. — On pratiquera l'ouverture du foyer soit avec le bistouri, soit avec la potasse, ou avec le caustique de Vienne. Ces deux derniers moyens sont employés surtout pour ouvrir les abcès, qui proéminent à l'hypochondre et à l'épigastre ; car, à la région ombilicale, nous croyons qu'on pourrait sans danger se servir immédiatement du bistouri, parce que des adhérences se sont produites lorsque l'abcès arrive dans cette région. Mais, si l'on peut prévenir son arrivée en ce point, il y a tout avantage à le faire, et alors l'emploi du caustique, avant d'inciser au bistouri, devient nécessaire.

Les indications à remplir sont les mêmes que pour les tumeurs biliaires et les kystes hydatiques ; il faut provoquer par le caustique la formation d'adhérences et ne se servir du bistouri que lorsque les néo-membranes sont produites et ont établi des connexions intimes de l'abcès avec la paroi abdominale. Le procédé opératoire est absolument le même, nous ne le répéterons pas ; nous en dirons autant des soins consécutifs, qui consisteront dans des injections détersives et légèrement iodées. Ce sont les seuls moyens thérapeutiques que le chirurgien doit employer, si, consulté trop tard, il n'a pu prévenir la formation de la fistule ombilicale.

OBSERVATION Iʳᵉ.

Couchée au n° 7 de la salle Saint-Jean, la malade qui fait le sujet de cette observation est d'un tempérament lymphatico-sanguin : elle se plaint de douleurs abdominales, dont elle fait remonter le début à sept ou huit mois. Depuis trois mois seulement s'est montrée une petite tumeur au-dessous de l'ombilic. Cette femme n'a jamais eu de coliques hépatiques, jamais de jaunisse, mais les douleurs qu'elle accuse se sont toujours accompagnées d'alternatives de diarrhée et de constipation.

A son entrée, vers la fin de décembre, dans le service de M. Richet, la malade présentait une tumeur située dans la région ombilicale, du volume d'un poing d'adulte; elle diminua un peu par les bains, les cataplasmes et le repos. Très-rouge et douloureuse à la pression, elle perdit bientôt ces caractères de phlegmon. Depuis huit à dix jours, cette tumeur a augmenté de nouveau de volume; la peau s'est ramollie, amincie, et son ouverture a donné issue à du pus et surtout à du sang mélangé de fragments solides (albumine et fibrine). Une autre ouverture fistuleuse s'est faite peu de jours après la première, et ces deux orifices situés, le second à deux travers de doigt, le premier à un centimètre ou deux de l'ombilic, sont distants l'un de l'autre de quelques centimètres. Un stylet, introduit par ces deux ouvertures, pénètre à une profondeur de sept centimètres et arrive par l'une et par l'autre sur une partie dure, comme osseuse. Deux stylets, engagés à la fois par ces deux fistules, se rencontrent au fond de la cavité, recélant le corps dur sur lequel ils arrivent.

L'état général est satisfaisant; le teint de la malade est cependant pâle, jaunâtre, sub-ictérique, et il y a un peu d'amaigrissement. Les garde-robes semblent apporter un soulagement assez notable dans l'état local et général de cette femme.

En présence de ces symptômes, M. Richet discute le diagnostic entre un phlegmon aigu, un abcès ganglionnaire, un abcès froid, un cancer aigu, une tumeur syphilitique, une tumeur stercorale, un kyste fœtal.

Il rejette l'idée d'un *phlegmon aigu*, à cause de symptômes locaux inflammatoires et de la marche lente de la tumeur, dont le début remonte au moins à trois mois.

Un *abcès ganglionnaire* commence par de l'induration, et ce n'est que plus tard qu'apparaît la suppuration.

L'idée d'un *abcès froid* n'est pas admissible.

Le *cancer aigu* se montre plutôt à la mamelle. M. Richet en a observé un cas, à l'hôpital Saint-Antoine, chez une malade qui semblait être atteinte d'un abcès du sein. Cet abcès fut ouvert et donna issue à un liquide sanguinolent, mêlé à des parcelles de cancer. Un autre exemple a été encore constaté par M. Richet à la Pitié, salle Saint-Augustin. D'ailleurs ces cancers aigus, décrits par M. le professeur Broca, dans un Mémoire adressé à l'Académie, sont très-graves et leur marche rapide; ils donnent enfin des parcelles de tissus cancéreux, ce qui n'a pas lieu chez la femme qui fait le sujet de cette clinique.

La *tumeur syphilitique* affecte bien un développement aussi lent que celui de cette tumeur sous-ombilicale; mais elle s'accompagne d'une teinte cuivrée de la peau, d'une dureté moins grande et elle a été précédée d'antécédents de syphilis que l'on ne trouve pas chez cette malade.

Le diagnostic est plus difficile avec une *tumeur stercorale*. Il y a en effet des probabilités pour que cette femme ait une affection intestinale. Dans ce cas, il se serait fait une ulcération de l'intestin, qui aurait contracté des adhérences avec la paroi abdominale et aurait déterminé un abcès stercoral. Mais le pus qui sort de la tumeur de la malade n'a pas d'odeur particulière; il n'est pas mélangé à des matières fécales, et puis on ne pourrait, dans le cas d'abcès stercoral, expliquer cette portion dure que rencontre le stylet, à moins d'admettre la présence de plusieurs petits os dans cet abcès.

L'existence d'un *kyste fœtal* est plus probable. A ce sujet, M. Richet rapporte l'exemple d'une femme qu'il a vue à l'hôpital Saint-Antoine. Elle y avait été reçue pour une hernie étranglée au pli de l'aine, mais les garde-robes se faisaient et bientôt les vomissements cessèrent; on constatait seulement du météorisme et une douleur vive de tout le ventre, un pouls petit et un facies abattu. Les accidents prenant plus de gravité, M. Richet ouvrit la tumeur, il en sortit un liquide séro-purulent, et à l'aide du stylet, on sentit un corps dur qui fut amené au dehors; c'était une dent. Les jours suivants, M. Richet retira d'autres portions osseuses, puis de la graisse et des poils. La malade ne tarda pas à succomber aux progrès d'une péritonite qu'elle avait probablement gagnée par son séjour auprès d'une salle d'accouchements, où il y avait en ce moment des fièvres puerpérales. Or, notre malade de la salle Saint-Jean présente à peu près les mêmes symptômes. Des orifices fistuleux fournissent un liquide séro-purulent; il a existé quelques symptômes inflammatoires dans sa tumeur; le stylet enfin arrive sur une portion dure.

C'est donc le diagnostic auquel il faudrait plutôt se rattacher.

Quant au traitement, il faut attendre quelque temps : cette portion dure s'ébranlera peut-être, et on pourra la sortir par un des orifices fistuleux préalablement dilaté au moyen d'éponges préparées. Si les adhérences de ce corps dur persistent, on pourra ouvrir, en réunissant les deux ouvertures, et extraire la portion résistante au stylet; mais il ne faudra le faire qu'avec beaucoup de précaution, à cause des graves accidents qui pourraient survenir.

Observation faisant suite à la clinique précédente et recueillie par mon collègue et ami P. Hybord.

Le 10 février. La tumeur continuant à laisser écouler une assez grande quantité de pus, M. Richet réunit, au moyen d'une grande incision, les deux orifices fistuleux; le doigt, introduit dans la plaie, pénètre dans un trajet obliquement dirigé en haut et à droite, au fond duquel on sent un corps dur, mais libre, et comme onctueux. Ce corps est mobile et présente des angles qui s'enfoncent dans des bourgeons charnus. M. Richet cherche à l'extraire avec des pinces; mais il ne peut y parvenir: l'instrument glisse sur la partie du corps, sans pouvoir le saisir, et cette exploration donne lieu à un écoulement de sang assez abondant.

Les jours suivants, ce corps s'approche de plus en plus de l'orifice cutané, ce que le doigt et la sonde cannelée apprécient facilement.

Le 17. La malade nous présente, à la visite du matin, un corps dur, noirâtre, de la grosseur et de la forme d'un dé à jouer; il est facile de reconnaître que l'on a affaire à un *calcul biliaire.* M. Richet cherche avec le stylet, puis avec le doigt, s'il n'y en aurait pas d'autres et reconnaît l'existence d'un second corps dur, qui, selon toutes probabilités, est un second calcul. Effectivement, quelques jours après, il sort par la plaie un second calcul de même grosseur que le premier, et le lendemain, M. Richet extrait avec une pince un troisième calcul, exactement semblable aux deux précédents.

Si on explore alors la plaie, on ne sent plus aucune dureté, aucune résistance; le doigt ne rencontre partout que des bourgeons charnus, qui ne tardent pas à combler peu à peu le trajet fistuleux.

Bientôt la plaie se ferme complétement et la malade sort, au commencement de mars, tout à fait guérie.

Il est à noter que l'expulsion des calculs n'a déterminé aucune douleur, que la malade n'a jamais eu de jaunisse bien marquée et qu'à aucune époque de sa maladie les fèces n'ont présenté de caractères particuliers.

OBSERVATION II.

Abcès fistuleux du foie ayant communiqué avec la vésicule biliaire. — Dilatation et cautérisation du trajet fistuleux. — Sortie de 14 calculs petits et à facettes, et 2 gros sans facettes. (Traité d'affections calculeuses du foie par Fauconneau-Dufresne, p. 482. — Extrait.)

En avril......, le Dr Vacher fut appelé près d'une femme de 23 ans, paraissant d'une bonne santé. Elle raconta qu'a la suite d'un coup, elle avait eu un abcès qu'on avait reconnu venir du foie; cet abcès avait mis longtemps à s'ouvrir spontanément, et avait été suivi pendant plus de deux mois d'un suintement purulent à la région ombilicale. Depuis deux mois aussi, formation d'un autre petit abcès au-dessous du premier. Douleur, fièvre. Cet abcès s'était ouvert et avait formé une fistule. Examinée par M. le Dr Vacher, cette femme présentait un point fistuleux à trois travers de doigt au-dessous de l'ombilic. La cicatrice étoilée du premier abcès était à deux travers de doigt au-dessus de la dépression ombilicale. Pas de douleur à la pression. Un pus séro-purulent sortait par la pression du trajet fistuleux; le stylet y pénétrait transversalement et à droite, à une profondeur de 4 centimètres. Il existait là un coude. M. Vacher débrida et engagea une sonde cannelée, qui pénétra de bas en haut en côtoyant l'ancienne cicatrice, et, après quelques difficultés en cet endroit, plus avant encore. Il débrida de nouveau, jusque vers ce dernier point. Là, quelques sinuosités qui gênaient le parcours de la sonde furent successivement détruites. Dès lors, cet instrument, après un à deux pouces de trajet, s'enfonça librement et s'engagea dans la direction de la partie supérieure du foie, vers l'épigastre, où la sonde rencontra un corps plutôt crayeux que dur.

M. Vacher consulta un professeur de la Faculté, qui diagnostiqua un trajet d'un vieil abcès étranger au foie, et assura que la crépitation transmise par la sonde devait provenir de concrétions calcaires anciennes, développées, comme la chose a quelquefois lieu dans le fond du kyste. Il conseilla d'entretenir la dilatation de la fistule; mais porta un pronostic mortel. M. Vacher fit la dilatation avec des éponges préparées et bientôt la sonde transmettait distinctement un son tel qu'on ne pouvait douter de l'existence d'un calcul qui, quelques jours après, sortit spontanément : il était noirâtre, à facettes et du volume d'un pois. Un flot de bile verte suivit le calcul ; puis deux autres concrétions calculeuses de même dimension que le premier ne tardèrent pas à sortir. M. Vacher arrivait alors avec la sonde dans la vésicule, qui contenait encore des calculs. Il employa, à partir de ce jour, les cordes à boyau pour dilater le trajet fistuleux ; à chaque pansement, il s'écoulait de la bile et de un à quatre petits calculs. Bientôt un calcul de forte dimension s'engagea et fut extrait à l'aide de pince à polypes ; gros comme un œuf de pigeon, il était, comme les autres, formé de cholestérine ; on avait été obligé de le briser pour le sortir. Trois ou quatre jours après, un autre calcul, semblable à ce dernier, fut extrait de la même manière. De ce moment, la malade éprouva un bien-être indéfinissable et un soulagement complet. M. Vacher entretint pendant quinze jours encore la fistule dilatée ; puis, la laissa se fermer. La guérison ne tarda pas à arriver ; et six ans après ces derniers accidents, la malade jouissait d'une santé excellente.

OBSERVATION III.

Tumeur biliaire ouverte spontanément à la région ombilicale. — Issue d'un calcul. — Fistule. (Observation recueillie par le Dr Leroy des Barres (de Saint-Denis) et transmise par son fils, mon collègue et ami.)

Le 8 février 1862, M..., menuisier, âgé de 41 ans, éprouvait depuis quelque temps dans la région ombilicale des douleurs dont il attribuait la cause à la pression continuelle de cette région contre son établi ; il gardait le lit seulement depuis la veille : on constatait à l'ombilic une tumeur rouge, grosse comme une noix, douloureuse à la pression et manifestement fluctuante. Prise pour un abcès, cette tumeur s'ouvrit spontanément le lendemain et donna issue à un calcul et à une petite quantité de liquide séro-purulent. La cavité occupée par le calcul était tapissée de fongosités et son fond présentait de petits pertuis laissant écouler un peu de pus séreux. Le siége précis de cette tumeur devenue fistuleuse était sur la ligne blanche, un peu au-dessous de l'ombilic.

Au bout de huit jours, la cicatrisation de la plaie était complète ; mais elle fut de courte durée, car à diverses reprises la fistule se rouvrit pour se refermer au bout de quelque temps, après avoir fourni plus ou moins de pus séreux, sans qu'il sortît d'autres calculs.

Au mois de mai 1868, ce malade fut pris d'ictère, d'ascite et la cachexie ne tarda pas à se montrer. Il succombait en octobre aux progrès d'un cancer du foie et de l'estomac.

Chose remarquable, cet homme n'avait jamais éprouvé la moindre douleur avant la sortie de son calcul biliaire ; c'est à peine s'il se plaignait alors de quelques malaises d'estomac après les repas.

Le calcul rejeté par ce malade avait la forme et le volume d'un petit haricot ; il brûlait très-facilement à la flamme d'une bougie, graissait un peu le doigt et était d'une grande légèreté.

OBSERVATION IV.

Tumeur biliaire faisant saillie à la région ombilicale. — Fistule ayant donné issue à plusieurs calculs biliaires. (Bd., p. 115, Hfft. 3 (Med. Times and Gaz., may 10, 1862, p. 456, par le Dr John Cockle.) (Obs. trad. par mon collègue et ami Blum.)

Femme de 59 ans, bien portante, fut prise de douleurs très-violentes dans le ventre, neuf jours avant son entrée à l'hôpital ; nausées, vomissements. Il n'y avait pas d'ictère, les selles étaient normales, les urines un peu troubles ; on constatait une sensibilité dans l'hypochondre droit et au niveau de la région ombilicale l'existence d'une tumeur qui rougit bientôt, s'enflamma, et il se produisit une ouverture qui donna issue, huit jours après l'entrée de la malade, à *quatorze petits calculs* de cholestérine. Il sortit en même temps une quantité de pus considérable. Quelques jours plus tard, trois autres calculs sortirent ; puis, le gonflement et la rougeur disparurent, mais le trajet resta fistuleux. Situé à 2 centimètres environ à droite et au-dessous de l'ombilic, il donne écoulement à du liquide séro-muqueux ; le stylet y reconnaît la présence d'un calcul dur, résistant, qui semble être du volume d'un œuf de poule. On constate aussi une augmentation de volume du foie. Au bout de quelque temps, le gonflement et la rougeur reparaissent dans la tumeur, et on extrait un nouveau calcul situé à 1 centimètre environ de l'orifice fistuleux. Trois semaines après, nouvelle poussée dans les symptômes locaux et sensation d'un nouveau calcul engagé dans le trajet fistuleux et arrêté à 2 centimètres de l'ouverture. Mais, instruit par le malheureux résultat de Robert qui, après une extraction de semblable calcul dans des circonstances analogues, avait perdu son malade, le chirurgien renonce à enlever ce nouveau calcul. De temps en temps sortaient de petites concrétions biliaires.

Analyse. Le liquide rendu par la fistule se composait de cellules épithéliales et de globules de pus ; il n'y avait pas de biliverdine.

OBSERVATION V.

Tumeur de la région ombilicale. — Abcès. — Plaie fistuleuse. — Sortie spontanée de plusieurs calculs biliaires. — Ictère grave. — Amaigrissement considérable. — Mort. (Union médic., 1859, p. 465 ; observ présentée à la Société de chirurgie).

Mme X....., âgée de 65 ans, atteinte de gastrite chronique, se plaignit, en 1857, de douleurs vagues dans l'hypochondre droit ; on constata une tumeur qui, partant de cette région, se rendait jusque près de l'ombilic. Cette tumeur était dure, sans bosselures, et douloureuse à la pression. Malgré les moyens employés, elle s'abcéda et on l'ouvrit en un point voisin de l'ombilic. Il en sortit une quantité assez considérable de pus blanchâtre et de bonne nature et la plaie resta longtemps fistuleuse, avec des alternatives de cicatrisation et de réouverture.

Au mois de mars 1858, apparut un calcul biliaire provenant de la vésicule biliaire. Pendant plus de six mois, il en sortit un assez grand nombre et toujours spontanément. La plaie se cicatrisait après chaque calcul et se rouvrait pour en laisser passer un nouveau.

Cette femme s'amaigrit peu à peu et succomba à un ictère grave.

A l'autopsie, le stylet, introduit par la fistule ombilicale, arriva dans un cul-de-sac, à 3 centimètres de profondeur. Le foie était augmenté de volume et comme infiltré de matières bilieuses. La vésicule était transformée en une petite tumeur très-dure, de forme ronde, de la grosseur d'une noisette, et renfermant un calcul semblable à ceux qui étaient sortis. Le canal hépatique était obstrué par un calcul.

OBSERVATION VI.

Issue de calculs biliaires par un abcès au-dessous du nombril. (Archives gén. de de méd., t. IV, p. 235. — Dr Alli Brüm. — Extrait.)

Femme de 46 ans, d'une bonne santé jusqu'en 1828, époque à laquelle elle fut prise, sans cause connue, d'une fièvre nerveuse. L'année suivante, elle eut une métrorrhagie qui dura un mois et l'affaiblit beaucoup.

En 1830, à la suite d'un travail forcé, cette femme commença à éprouver des douleurs dans l'*hypochondre gauche*, où apparut une tumeur que les fondants firent un peu diminuer (1831). Cependant les douleurs persistèrent et s'étendirent jusqu'au foie. La malade fut envoyée aux eaux de Baden; mais, en route, une douleur très-vive se montra dans l'hypochondre droit et fut accompagnée de céphalalgie et de nausées. Une médecine, composée de rhubarbe et d'un purgatif salin, provoqua 24 vomissements amers et verdâtres et 32 évacuations alvines. Au mois de juillet 1831, la peau s'enflamma au niveau de l'ombilic, et l'application de cataplasmes détermina la formation d'un abcès qui donna, en s'ouvrant, issue à une quantité considérable de pus. L'ouverture resta fistuleuse : les bords étaient durs, douloureux et enflammés. Le 24 octobre, la malade éprouva tout à coup une sensation extraordinaire : il lui sembla qu'un corps étranger se brisait dans la cavité de son abcès, et, le 27, ayant aperçu quelque chose de dur qui se présentait à l'ouverture, elle retira, non sans peine, une pierre du volume d'un œuf de pigeon, qui fut reconnu être un calcul biliaire. L'état général de la malade était grave ; elle offrait un amaigrissement notable, une fièvre continue, avec exacerbation le soir, des sueurs nocturnes, de la constipation, des urines épaisses et glaireuses. La fistule n'avait que les dimensions d'une lentille ; en y introduisant un stylet, on rencontrait, à la profondeur de 1 pouce, un corps dur et immobile. Cette ouverture fut agrandie au moyen de l'éponge préparée. Le 25 novembre, le calcul devint mobile ; le chirurgien, en essayant de le retirer avec des pinces, le brisa et retira quatre gros fragments, ainsi que quelques petits. Cette extraction faite, la santé de la malade s'améliora ; les douleurs devinrent moins vives, mais la fistule ne se cicatrisait pas. En mai 1835, un quatrième calcul fut retiré. Quinze jours après l'ouverture était entièrement fermée, et un mois suffit pour que la malade fût complétement rétablie.

En rapprochant les fragments qui avaient été extraits, on voyait qu'ils appartenaient à un seul calcul. (*OEster med. Jahrb*, Bo XII, kest. 1).

OBSERVATION VII.

Calcul biliaire issu par la région ombilicale. (Dr Leclerc; Gazette des hôpitaux, 1863. — Extrait.)

Femme de 67 ans, d'un tempérament bilieux, d'un teint ictérique. Elle éprouva tout à coup, en décembre 1857, à l'épigastre, une douleur s'irradiant jusqu'à la région hypogastrique, à droite et au-dessous de l'ombilic. En ce point se développa bientôt une tumeur, qui, en février 1858, prit d'énormes proportions. L'état général était satisfaisant.

Au commencement d'avril, la tumeur fit une saillie à son centre ; la peau, vers ce point, c'est-à-dire près de l'ombilic, rougit, s'amincit, et, le 8, une ponction donna issue à une grande quantité de pus sanieux, fétide. Des injections iodées et au quinquina calmèrent les accidents locaux, et bientôt la malade put reprendre ses occupations, quoiqu'il y eût de temps en temps de la douleur à l'ombilic et un suintement séro-purulent par l'ouverture restée fistuleuse.

Quatre ans plus tard, les douleurs devinrent plus aiguës (1861), et en janvier, un liquide noirâtre d'une odeur repoussante sortit de la fistule. En même temps, on vit apparaître à l'orifice de cette fistule un corps noir, et, le 23 janvier, des contractions violentes et fort douloureuses chassèrent un corps dur, résistant, du volume d'un œuf de pigeon. Une sonde de femme, introduite dans l'ouverture béante, pénétrait à droite et en ligne directe à une profondeur de 5 centimètres, sans donner la sensation d'aucun corps solide. Des injections détersives et un pansement à plat amenèrent une guérison qui s'est maintenue jusqu'à ce jour (décembre 1862). Aucune douleur ne s'est reproduite.

Ce calcul, formé sans doute dans la vésicule biliaire, s'était frayé un chemin à travers les parois abdominales jusqu'à l'ombilic; il était vert foncé, chagriné, blanchâtre à sa grosse extrémité. Il avait l'apparence et la consistance de la cholestérine et brûlait à la flamme d'une bougie.

OBSERVATION VIII.

Tumeur biliaire descendant vers l'ombilic. — Issue d'un calcul. — Fistule. — Guérison. (Dr Manec, Observ. rapportée par Fauconneau Dufresne dans son traité d'affection calculeuse du foie, p. 316. — Extrait.)

Madame P....., femme d'un pharmacien de Clérac (Lot-et-Garonne), d'une constitution faible, détériorée d'ailleurs par de longues souffrances, car elle était attaquée depuis longtemps de coliques hépatiques, portait au-dessous des côtes une tumeur descendant vers l'ombilic et renfermant évidemment des calculs; on la sentait facilement. Il y a plusieurs mois, cette tumeur vint à s'ulcérer; de la bile sortit ainsi qu'un calcul biliaire. La malade fut soulagée; la plaie se ferma. Au bout de trois mois, une nouvelle ouverture se fit à côté de la cicatrice de la première ; un calcul sortit encore. Il en reste évidemment dans la vésicule.

OBSERVATION IX.

Observation d'un cas où un malade a porté et rendu à diverses reprises des hydatides pendant trente années. (Dr Thompson, Gazette médic., 1844.)

L'auteur rapporte, dans un mémoire lu à la Société médicale de Londres, l'histoire d'une femme morte à l'âge de 53 ans, à laquelle il donnait des soins, et qui portait depuis trente ans des hydatides, dont la première apparition avait été à la suite d'un coup sur l'abdomen. Vingt-neuf ans avant sa mort, et à différentes époques de sa vie, elle avait rendu un grand nombre de ces corps, avec accompagnement d'un liquide particulier, offrant parfois le caractère purulent et sortant d'une ouverture qui s'établissait près de l'ombilic.

La malade avait éprouvé beaucoup de douleurs abdominales, de fréquentes attaques de diarrhée, d'anasarque et tombait souvent dans un état de faiblesse extrême ; cependant elle se soutint longtemps dans cet état, à l'aide d'applications de sangsues et d'un traitement légèrement tonique.

A l'autopsie, on trouva près de l'ombilic deux tumeurs communiquant avec un conduit plein d'une matière mêlée de chaux et d'une extrême fétidité. Ce trajet fistuleux allait jusqu'à la partie supérieure du foie, avec lequel il paraissait avoir autrefois communiqué. Huit ou dix hydaties isolées se trouvaient à la surface du foie, et au-dessous était un abcès qui contenait du pus et des débris d'hydatides. La vésicule du foie était très-dilatée et contenait des kystes semblables. On voyait encore de nombreuses hydatides dans l'épaisseur du mésentère.

OBSERVATIONS X et XI.

Tumeur hydatique. — Fistule ombilicale. — Issue d'acéphalocystes. (Dictionn. de méd. et de chir. prat. : Acéphalocystes, p. 223.)

1° Guattani (*De ext. ancurys*, p. 109, Romæ, 1772) raconte qu'un homme, âgé de 48 ans, avait dans la région du foie une tumeur dure, résistante, circonscrite, avec tension. On sentait au centre une fluctuation obscure. Guattani, incertain du véritable caractère de cette maladie, se décida à temporiser. Neuf mois après, la fluctuation devient manifeste ; la peau rougit, s'ouvre, et par l'ouverture, située près de l'ombilic, s'échappent plus de trois cents hydatides entières. Un stylet introduit dans le trajet fistuleux fait reconnaître un grand vide dont il n'est pas possible de parcourir toute l'étendue. La plaie resta fistuleuse pendant longtemps, sans que le malade en fut incommodé. Il guérit six ans après.

« 2° M. Roux m'a raconté, ajoute M. Cruveilhier, qu'il fût appelé près d'une dame qui avait une tumeur à l'ombilic qu'on avait prise pour une hernie, et sur laquelle, je crois, on avait appliqué un bandage. La peau qui recouvrait la tumeur s'ouvrit spontanément; suivirent quelques accidents qu'on crut devoir attribuer à l'étranglement; une surface convexe, blanche, proéminait au travers de l'ouverture de la peau ; on la prit pour un sac herniaire. M. Roux fait quelques débridements qui lui paraissaient nécessaires pour lever l'étranglement. Quelle n'est pas sa surprise lorsqu'il voit que ce prétendu sac n'est autre qu'une acéphalocyste. La malade guérit parfaitement. Il me semble, dit encore M. Cruveilhier, qu'en pareil cas la surface externe du sac se couvrirait de bourgeons vasculaires et ne présenterait jamais la blancheur et l'inaltérabilité d'une membrane acéphalocystes. »

INDEX BIBLIOGRAPHIQUE

BILLARD. Phénomènes accompagnant la chute du cordon (Archives
gén. de méd., 1826).

P.-H. BÉRARD. Dictionn. en 30 vol., art. Abdomen et Nouveau-né.

RICHET. Anatomie chirurgicale.

MALGAIGNE.   Idem.

SAPPEY. Traité d'anatomie descriptive.

Id.   Mémoires de l'Acad. de méd., t. XXIII; 1859.

ROBIN. Sur la rétraction, la cicatrisation et l'inflammation des
vaisseaux ombilicaux (Mém. de l'Acad. de méd., t. XXIV;
1858).

BÉRAUD et VELPEAU. Manuel d'anatomie chirurgicale.

NOTTA. Sur l'oblitération des artères ombilicales (Mém. de l'Acad.
de méd., t. XIV).

VIRCHOW. Pathologie cellulaire; structure du cordon ombilical.

SIMPSON. Enroulement des artères ombilic. (Gazette méd., 1866).

PATHOLOGIE.

1° *Fistules biliaires calculeuses.*

BOYER. Maladies chirurgicales.

Dictionnaire en 30 vol., art. Fistules de l'ombilic.

FAUCONNEAU-DUFRESNE. Traité d'affection calculeuse du foie.

Med. Times and Gaz., may 10, 1862, p. 456, par le Dr J. Cockle.

L'Union médicale, 1859, p. 465.

Archives gén. de méd., t. IV, p. 225. Par le Dr Alli Brüm.

Mém. de l'Acad. des sciences, 1863. Par le Dr Leclerc.

Nouveaux Dictionnaires, art. Abdomen.

2° *Fistules hydatiques.*

Dictionnaire de méd. et de chirurg. prat., art. Acéphalocystes.

BARRIER. Thèse inaugurale, 1840.

LIVOIS. Thèse inaugurale, 1843.

CADET-GASSICOURT. Thèse inaugurale, 1856.

Gazette médicale, 1844. Par le Dr Thompson.

Dictionnaire en 30 vol., art. Fistules de l'ombilic.

NÉLATON. Pathologie chirurgicale, t. V.

CARRIÈRE. Thèse inaugurale, 1867. (Kystes hydatiques alvéolaires.)

3° *Fistules consécutives à un abcès du foie.*

LOUIS. Mém. sur les abcès du foie, 1826.

HASPEL. Mém. sur les abcès du foie (Recueil de méd., de chirurg. et de pharm. milit·, 1re série, t. LV, 1843; Paris).

JOURDAIN. Même Recueil,   —   t. LV, 1842; id.

LAVERAN. Même Recueil,   —   t. LII, 1842; id.

CATTELOUP. Même Recueil,   —   t. LVIII, 1845; id.

DUTROULEAU. Maladies des Européens dans les pays chauds.

ROUIS. Abcès du foie; Paris (1861).

HARDY ET BÉHIER. Pathologie interne : hépatite.

GRISOLLE.   Id.   id.

Dictionnaire en 30 vol., art. Fistules de l'ombilic et Hépatite.

Nouveaux Dictionnaires, art. Abdomen

TABLE DES MATIÈRES